阴阳九针

余浩（任之堂主人） 著

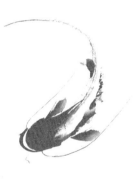

中国中医药出版社
·北 京·

图书在版编目（CIP）数据

阴阳九针 / 余浩著 . —北京：中国中医药出版社，2016.10（2024.11 重印）

ISBN 978 – 7 – 5132 – 3679 – 9

Ⅰ . ①阴…　Ⅱ . ①余…　Ⅲ . ①针灸疗法　Ⅳ . ① R245

中国版本图书馆 CIP 数据核字（2016）第 238948 号

中国中医药出版社出版

北京经济技术开发区科创十三街 31 号院二区 8 号楼
邮政编码　100176
传真　010-64405721
廊坊市祥丰印刷有限公司印刷
各地新华书店经销

开本 787×1092　1/16　印张 8.5　字数 99 千字
2016 年 10 月第 1 版　2024 年 11 月第 7 次印刷
书号　ISBN 978 – 7 – 5132 – 3679 – 9

定价　68.00 元
网址　www.cptcm.com

如有印装质量问题请与本社出版部调换（010-64405510）
版权专有　侵权必究

服 务 热 线　010-64405510
购 书 热 线　010-89535836
维 权 打 假　010-64405753

微信服务号　zgzyycbs
微商城网址　https://kdt.im/LIdUGr
官 方 微 博　http://e.weibo.com/cptcm
天猫旗舰店网址　https://zgzyycbs.tmall.com

自序

　　阴阳九针针法思想的最初萌芽，源自精于反射疗法的刘志宏医师。他来任之堂交流按摩的心得，并现场向大家演示足底按摩的神奇。在此启发下，我便开始了思索，既然足底可以解决人体的很多疾病，那么手掌应该也可以解决很多问题，带着这个想法，我便开始探索按摩手部的治疗方法。

　　我是一个开方的中医，如果坐诊时，一边切脉，同时能一边进行手部按摩，这样患者就不用脱衣服进行背部刮痧、按摩，也不用脱鞋袜，进行脚部按摩。这样方便了患者，也方便了自己。越想越觉得有实用价值，于是对手掌的研究铆足了劲，自己便沉迷进去了。

　　在足部按摩交流过程中，刘志宏医师给大家讲解了按摩手大拇指可以治疗落枕，认为大拇指对应人体的颈椎。后来我们通过反复多次的临床实践，疗效很好，一个大拇指的揉捏就可以轻松搞定很严重的落枕……

按照全息理论，大拇指应该可以代表整个脊柱，可以代表整个人啊！但若只是用于治疗落枕，这不是大材小用了吗？

于是我将大拇指的指背部看作一个人的背部，大拇指的指腹看作一个人的前胸和腹部，按照中间对中间，两侧对两边的原则，结合西医解剖知识，用小小的按摩棒，开始逐步按压对应区域，一个一个的，慢慢寻找所有脏腑的对应点。在这个过程中，发现只要找准了对应点，轻轻按压，就能瞬间解决患者的痛苦，神奇的疗效每天都在出现。在疗效的激励下，我开始摸索这些点之间的关系，将中医的经络和五行生克融入进来。我发现人体所有的东西，在这个大拇指上都能体现。按照天人相应的理论，如果说人是大宇宙的浓缩，那么这个大拇指就是人的浓缩。

要读懂大拇指，不容易啊！

每天临症，每天按压，每天总结，每天思考。

探索到了大拇指上也有督脉，也有任脉，也有膀胱经，我的思想不再局限于最初的对应点，我在考虑，如果患者整个督脉不畅，我能否用一根针疏通整个督脉？扎背部肯定是不行的，没有那么长的针啊！但扎大拇指完全可以做到啊！

但手上的督脉和背部的督脉是不是我认为的那样，正好相对应呢？会不会是我个人的异想天开呢？

实践，实践，再实践，再再实践……

当强直性脊柱炎的患者，在我扎完大拇指上的督脉对应线后，患者整个背部的督脉开始发热，一例，两例，三例……

我感觉到自己找到宝了，这份激动是自然的！

当哮喘的患者，胸闷难受至极，我在他的大拇指上轻轻扎上一针，疏通患者冲脉，患者病情立刻得到缓解……

当肾结石患者，我在大拇指对应的膀胱经线路上，扎上一针，肾绞痛立刻消失……

当患者咽喉肿痛，吞咽困难，打点滴一周未愈，我在其大拇指上颈椎对应的地方，顺着督脉线，一针搞定，患者痛苦立即消失……

这种激动是无法用言语来描述的！

谁说中医是慢郎中，这些案例起效的速度可以说是论秒来计算，常常是针入痛止啊！

我用针来扎大拇指，调节人体气机的升降开合，打通人体的任督二脉，疏通人体的冲脉，治疗很多内科杂症，不再局限于用针来治疗痛症。

手就好像一本书，一页一页地让我翻开，每翻开一页都会看到神奇的一面，我好像进入了一个巨大的宝藏，宝贝无处不在，随手即拾。

更有意思的是，当用针起到很好的疗效后，我便明白这个病的治疗方法了，我可以用药物来代替针，针可以及时地检验临床思路是否正确，对临床开方，有很强的指导意义。

在九针研究过程中，当思绪打结的时候，总是在恰当的时机，恰当的机缘，有恰当的人物出现，总能及时帮我解开疑惑，通过所面临的关卡。如今通过对大拇指的研究总结，定出九种针法，取名为阴阳九针，并对每一种针法的使用方法，都做了系统的阐述，通过上万次的临床实践，确定很安全，疗效很独特。

为了推广此针法，让更多的有缘人能够学习此针法，并能为更多的人服务，现整理成册，便于大家查阅。

我们看似普通的这双手，所深藏的秘密，纵尽我一生之力，也未必能够彻底说清楚，本书所载也只是抛砖引玉。愿各位同道，有志之士，大家一同来静心参悟这双手，完善九针体系，更好地为人类健康事业做出贡献。

谨以为序。

任之堂主人　余浩

2016 年 9 月

目录

下篇　阴阳九针应用与思考

上篇

阴阳九针基础

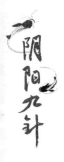

阴阳九针原理

天人相应！

学中医的人，每天都在用这个词，但真正深入思考过这个词的人太少了！按照现代的解释，天人相应就是自然界（大自然、客观世界）和人（小宇宙，微观个体），是互相感应，互为反映，互为映照的！！

中医讲天人相应，那么怎么天人相应呢？如果对这个意义不了解的话，我们就对自己的身体没有一个正确认识。

我们整个人就像一个宇宙一样，我们身上的每个脏器就像一个星系一样，是一个系统。注意啊，心、肝、脾、肺、肾五脏就是五个系统。如果你把人体的血液循环系统提取出来看，心脏像泵一样一收一放，推动血液循环系统的运行，就如同一个星系一样！

每一个细胞就像一个星球，每一个细胞都是有生命的，每个细胞都是活的。我们每个人能够活着，是由无数个细胞累加起来的，所有细胞都是活着的，都是有生命的，所以我们每个人才是有生命的，才是活着的。

我们每一个人有情感，有爱憎，细胞也能感受你的爱憎和喜怒哀乐。你如果伤心纠结，实际上不光你在纠结，你身上所有的细胞都在纠结。

比方说，太阳系的黑子大爆炸，那么它产生的能量对太阳系所有的星球都有影响，我们地球也会受影响，我们生活在地球上的人也会受影响，一草一木甚至一粒尘埃都会受影响，我们人体也是这样啊。

当你非常愤怒的时候，愤怒的不仅是你这个人，你所表现出来的是一股气，所有的细胞都跟着愤怒，很多病人长期压抑，长期抑郁，长期郁闷，长期生活不开心，那么后果是什么呢？他身上的所有细胞，也是长期的受压抑，长期的郁闷。当你很喜悦很幸福的时候，你身上的每一个细胞都很喜悦，很幸福。

我们身上的细胞都是我们自己所生，我们每个人有无数个细胞在体内，我们每个人都是一个统治者，统治所有细胞，我们的一言一行，都在指挥着身体这个小宇宙。你能不能统治好这个宇宙，创造出一种喜悦感，能不能组建一个健康和谐的宇宙，全部靠你自己决定。

在宇宙中，除了看得见的世界，其实有很大一部分是看不见的世界，是隐形的世界，是能量的世界。宇宙之中这种隐形的能量世界，决定和左右着看得见的有形的世界，就好比地球围绕太阳转，不是地球自己决定的，靠的是地球与太阳之间的引力，而引力是看不见的。

人体这个小宇宙和我们身外这个大宇宙，是对应一致的，人体的很多活动，都是无形的能量决定的，最简单的如情志导致的疾病，肝气郁结，导致胁痛，就是无形的能量，影响了有形的身体，要治疗有形身体的不适，就必须调理无形的能量。

宇宙间无形的能量主导着有形的世界，反过来有形的世界也会影响无形的能量世界。

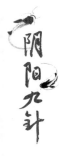

人体也是一样的，身体的所有动作，所有反应，都是无形的能量在主导，但当有形的身体不适的时候，反过来，又会影响体内无形的能量。

中医所说的肝气郁结，肺气虚，心阳不振，脾肾阳虚……这些词汇，都是对人体无形的能量世界的描述，肝气、肺气、心阳都是看不见，摸不着的；西医的解剖知识，是对有形世界的研究，两者研究的作用点不同，所以两者不是相互矛盾的，应该是相互补充的。

阴阳九针和大多数针灸疗法一样，是调理人体无形的能量世界，通过调整能量的分布，改善人体的不适。

那么为什么阴阳九针起效很快呢？有以下几个原因：

第一，九针的每一针，看似平淡无奇，但它疏通的区域很长。

比如飞龙在天，2.5寸的针，扎在大拇指背侧正中线上，但它疏通的范围却是背部的整个督脉线，这是传统针灸无法做到的。

第二，九针的每一针，它疏通的地方是传统针灸无法达到的。

比如通天彻地，针通人体的整个冲脉，这是传统针灸做不到的。我们借用全息理论，只要疏通大拇指上的小的冲脉，就可带动人体大的冲脉，可以起到同样的效果。

第三，九针的每一针都是扎在手上，而手是沟通人与宇宙能量的通道。

练习过气功的人都知道，在找气感的时候，都是在用手；我们感受身边的气场，身边的能量，用的是手；佛家的结手印，道家的握固，用的还是手；盲人读书用的是手，盲人探路用的还是手……

如果你是个有心人，就会发现，我们的身体和外界的沟通，手是最主要的途径之一。它是我们的身体和外界沟通的桥梁，也是我们身体内的能量和宇宙能量沟通的桥梁。

《阴符经》云：宇宙在乎手，万化生乎身。

当在大拇指上进针后，宇宙的能量会迅速进入我们的体内，就好比在给人体充电一样，在"通天彻地"这一针上，尤为明显。

第四，人体无形的能量储存在人体所有的关节间隙之间，关节腔中，脊柱的每个椎体之间的间隙，更是一个巨大的能量仓库，当人体能量慢慢地消耗和流失之后，人体关节间隙会变小，人也会慢慢变矮。

阴阳九针能够很快地将关节腔中的能量释放出来，来疏通身体的不通之处，尤其是"飞龙在天"这一针，调用的是脊柱的能量库，所以很多病人扎完后脊柱发热。

人体储存的无形能量是非常非常强大的，稍稍释放一点出来，就足以解决身体所遇到的困难。

一方面调用体内的能量库，另一方面，借助宇宙的能量充实身体，所以九针在治疗上，可以很快见效。

人体内有正面的能量，也有负面的能量；宇宙之中，既有适合我们的能量，也有不适合我们的能量。

不论你喜欢还是不喜欢，合适还是不合适，宇宙的能量始终都在我们的身边，无处不在，我们始终浸泡在这个无形的能量之中。

唯有放空自己，将自己的身心真正彻底的放松，让身体内的能量时刻和宇宙的能量进行交换，这样才能与道相合。

处在这样的状态下，九针已化为无形，不需要具体的针了，当身体感到不适，只要意念起了"飞龙在天"，不用扎针，身边的能量就会迅速沿督脉上升，达到"飞龙在天"的效果。

说起来很玄，其实只要我们真正放下，"人能常清静，天地悉皆归"，健康不再是奢望，而是基础，是每个人必须拥有的东西。

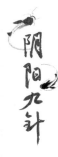

　　阴阳九针最终总结成系统和升华到理论层面，是借用了道家的理论体系，前面所说的能量，就是"道"，借用能量一词，也是为了方便说清楚，便于大家理解。"虽名得道，实无所得"，宇宙之间，道无处不在，九针也只是引导道在人体内运行而已，这些运行的通道，原本就存在，九针也只是顺道而行罢了。

　　我们每个人自身体内就有九针，只是被外界欲望干扰，这九条气机运行的通道被堵塞罢了，阴阳九针能疏通，能行道，但不能遣其欲啊，所以阴阳九针可以治病，但不能治命。

　　要想真正的救命，得恢复我们体内原本就存在的九针，向内求，不向外求，那就是"人能常清静，天地悉皆归"。

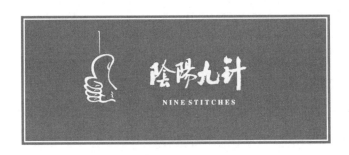

　　本针法将全息理论、中医理论及道家修行法门结合起来，借用人体的大拇指来疏通人体的督脉、任脉和冲脉，利用运行于奇经八脉中的先天之气，来治疗人体诸多疾病，起效迅速，疗效神奇。

　　因为针刺的并非真正的奇经八脉，只是利用同气相求，相互感应的影响力，所以不会对奇经八脉产生损害，也不会损伤先天之气，同时扎针部位大多在大拇指，不会伤及脏腑，所以非常安全。

阴阳九针概述

阴阳九针的研究过程颇有些传奇色彩，因为我听了反射疗法高手刘志洪医师讲课，我就琢磨如果能从手来治病，相对于脚而言，手不是更方便？一边号脉，一边治疗，病人不用起身，也不用脱衣服，方便快捷，不是很好的办法吗？

带着这份期望，我便开始用小小的按摩棒在手上寻找对应点，准确地说是在大拇指上寻找对应点，当一个一个痛症患者的症状迅速缓解的时候，我就开始琢磨，如何用针来治疗，这样干净利索，疗效又好，岂不快哉！

在使用按摩棒几个月，临床治疗几百例后的一个夜晚，一边休息，一边思考，一个晚上下来，全部想通了，将所有的对应点，借用中医理论和道家修行理论，全部串了起来。

第二天改按摩为针刺，上午针刺三十余人，个个疗效神奇。接下来便是反复实践实践再实践，不断完善理论体系。也许是老天的偏爱，经过两年时间，上万例患者的反复实践，"阴阳九针"终于可以正式公布了，希望大家学会后，及时服务于身边的人。

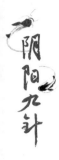

在研究阴阳九针的时候，因为其疗效显著，为了进一步深入研究，不受任何功利的影响，我曾经发誓，使用阴阳九针治病，绝不收任何费用，不希望给九针套上功利的枷锁，让它早日腾飞。

1. 阴阳九针用针原则

理论上说得清楚，治疗上力求简化，这是阴阳九针的指导思想，让稍稍懂点中医的人都可以学会。

阴阳二字，讲的是用针之道，一来一往，一阴一阳，相互衔接，循环往复，生生不息。

九针，指的是九种针法，奇数为阳，偶数为阴，而九是奇数中最大的一个，所以有重阳的意思，针行阳气，取数为奇。

虽为九针，实际上可变化出无数的针法。

取名为阴阳九针，并非哗众取宠，只是希望名字能配得上这套针法而已。

阴阳九针用针原则歌

屈对屈，伸对伸。

中心对中心，两侧对两边。

男取左，女取右；左右均可代全身。

首指为躯干，四肢旁指寻。

食指中指走上肢，无名小指走下边。

四肢须交叉，躯干相对应。

天地人三层，三层共九分。

上中下，浮中沉，天地人里寻。

前后各有阴阳路，正中一道贯全身。

三枝本为一处起，一气通达化三清。

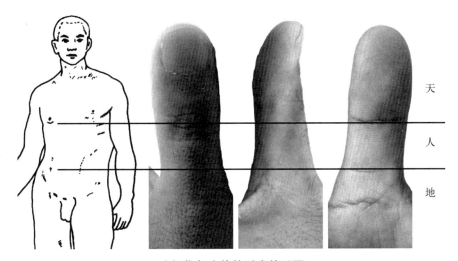

天

人

地

大拇指与人体的对应关系图

2.大拇指背侧与人体的全息对应

先将大拇指看作一个人，然后再逐步落实对应点以及内在的联系。

我们可以将人体的整个背部放到大拇指的背侧，如"人体大拇指背侧全息对应图"所示。找到对应的点，这一点做起来很容易，首先熟悉这些对应点，再来考虑它们之间的关系。

当你熟悉这些对应点后，其实就可以解决很多问题了，我最初研究，就是在对应点，用按摩棒按摩，可以起到很好的疗效！

3.大拇指掌面与人体的全息对应

将大拇指的掌面与身体的前面，对应着看，同样可以一一找出对应点。当身体不舒服的时候，不妨探查一下大拇指的掌面，看看

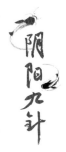

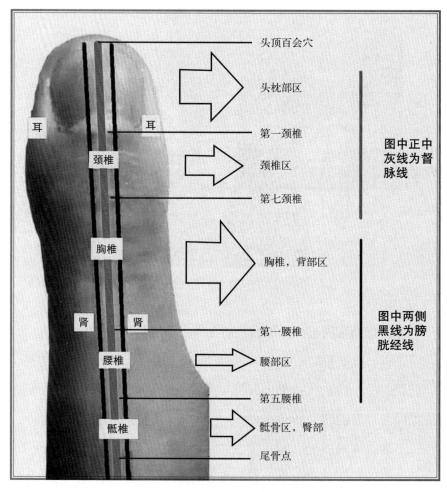

头顶百会穴

头枕部区

第一颈椎

颈椎区

第七颈椎

胸椎，背部区

第一腰椎

腰部区

第五腰椎

骶骨区，臀部

尾骨点

耳

耳

颈椎

胸椎

肾

肾

腰椎

骶椎

图中正中
灰线为督
脉线

图中两侧
黑线为膀
胱经线

大拇指背侧全息对应图

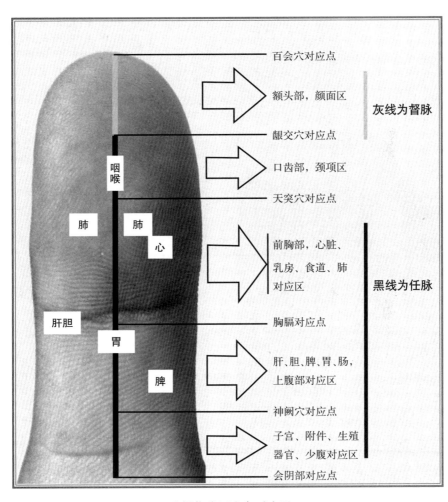

百会穴对应点

额头部，颜面区

灰线为督脉

龈交穴对应点

咽喉

口齿部，颈项区

天突穴对应点

肺

肺

心

前胸部、心脏、乳房、食道、肺对应区

黑线为任脉

肝胆

胸膈对应点

胃

肝、胆、脾、胃、肠、上腹部对应区

脾

神阙穴对应点

子宫、附件、生殖器官、少腹对应区

会阴部对应点

大拇指掌面全息对应图

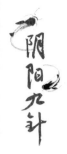

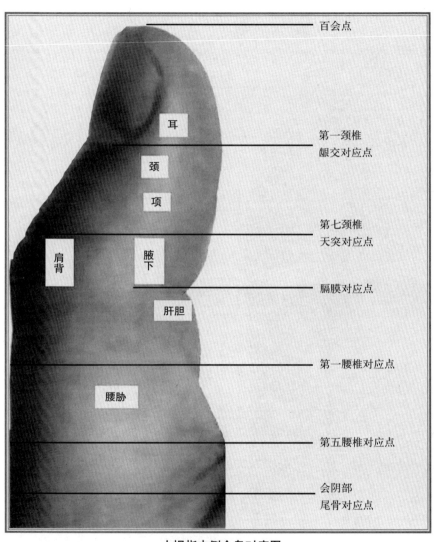

百会点

耳

第一颈椎
龈交对应点

颈

项

第七颈椎
天突对应点

肩背

腋下

膈膜对应点

肝胆

第一腰椎对应点

腰胁

第五腰椎对应点

会阴部
尾骨对应点

大拇指内侧全息对应图

病灶在大拇指上的对应点在什么地方，有什么反应。

比如：当你心脏不舒服的时候，按按大拇指指腹，在指腹上心脏对应的地方按压，看看有没有痛点，或者酸胀感，如果正好有，不妨揉一揉，看看能否及时缓解心脏的不适。

当你胃不舒服的时候，不妨按按大拇指指腹，在指腹上胃对应的地方按压，看看有没有痛点，或者酸胀感，如果正好有，你不妨揉一揉，看看能否及时缓解胃的不适。

4. 大拇指侧面与人体的全息对应

将大拇指的侧面和身体的侧面，对应着看，同样可以一一找出对应点。

当你肝区胀满的时候，不妨按按大拇指掌面右侧，在右侧肝脏对应的地方按压，看看有没有痛点，或者酸胀感，如果正好有，你不妨揉一揉，看看能否及时缓解肝脏的不适。

将大拇指看作人的躯干，前后左右，一一对应，学习对应之前，最好学习和了解一些解剖知识，明白身体的五脏六腑在什么地方，当身体不舒服的时候，自己就可以判断是什么脏腑的不适，这样按压大拇指，边实践，边总结，很容易出成绩。

如果对西医解剖知识完全不了解，就将大拇指看作是一个小人，哪里不舒服，就在大拇指对应的地方按压！

大拇指代表人体的躯干，那么人体的四肢，对应点在哪里呢？

5. 四肢在手上的对应点

我们将两只手伸开并在一起，你会发现如同一只展翅的白鸽，大拇指正好对应白鸽的脊背和胸腹，而其余四指则对应鸽子的翅膀

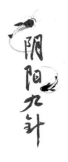

和腿。生物之间的相似性，给我们一些启示，在研究阴阳九针的过程中，借用鸽子这个象，我便确定了四肢在手上的对应点，并且通过反复的临床检验，证明确实存在这样的对应。具体见下图。

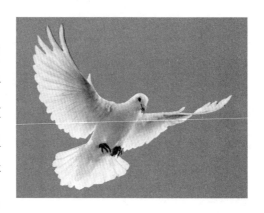

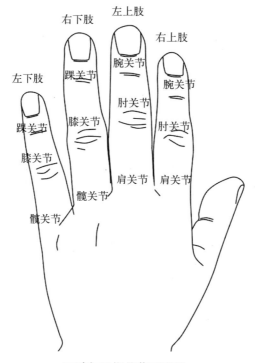

四肢与手指关节对应图

6. 男取左，女取右

由于人体的气机存在男女差异，男性下焦之气升发过程中，左侧强于右侧，女性下焦之气升发过程中，右侧强于左侧，所以在选择扎哪只手合适的时候，我们建议男取左手，女取右手。

男取右手，女取左手，有没有效果？

当然也有效果，只是稍稍差一些，起效慢一些而已。

遇到残疾人，如果一只手伤残，就选择扎另外一只手，无论男女，也不论左右手，一律扎健康的那只手。如果双手已废，就选择前臂，将前臂看作一个大大的大拇指，借用全息理论，在前臂上扎针，也可以起到很好的疗效。

7. 宇宙在乎手

《阴符经》云：宇宙在乎手，万化生乎身。

无论是外在的大宇宙，还是内在的小宇宙，这双手紧紧地将他们联系在一起，我们要了解宇宙，感知宇宙，通过这双手，让心沉静下来，自然一切都能感受到。

作为中医工作者，如果能将我们这双手研究透，很多问题都解决了！所以没事的时候，静下心来，好好看看这双手，看看手上的每一条纹路，每一条血管，每一条经络……

想想这双手里的五行和五脏，想想这里面的阴阳，想想里面的道……

慢慢地你就会发现，一切都不是偶然的，手上的很多东西，都是在阐述人体这个宇宙的信息。

我曾治疗一例左胸闷痛 3 年的患者。患者经过各地多年反复求诊，均未能治愈，西医多次检查，也未查出明显异常，在我处求诊时，发现左手生命线上有一个小小的疤痕。顺着生命线，用针疏通疤痕后，患者当即感到心脏舒服，针刺两次后，病即得到治愈。

曾治疗一长期反复大便不调的患者，在右手食指大肠经循行所过之处，有条索状疤痕，用毫针疏通后，患者大便情况很快得到改善。

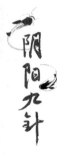

手上的秘密太多，我们所要做的就是知常达变，从正常的角度，去认识手上的信息，然后再借用正常的状态，分析失常的状态。

8. 九针为九法

阴阳九针共九种针法，并非九个针具，也不是九个穴位，借用这九种针法，来调节人体气机的升降出入。真正要学好这九针，其实还得明白中医的许多基础理论，明白人体经络的走向，明白五脏之间的相生与相克。

阴阳九针共九种针法，但它没有固定的穴位，所以只要是按照每一针法的指导思想用的针，均可以理解为九针，九针如下：

第一针：通天彻地

第二针：飞龙在天

第三针：导龙入海

第四针：亢龙有悔

第五针：天人合一

第六针：针通人和

第七针：春风扶柳

第八针：秋风扫叶

第九针：海上明月

阴阳九针针刺注意事项

第一，针刺前患者处于饥饿、过饱、疲倦，或者精神过度紧张时，不宜进行针刺治疗。

第二，孕妇不宜进行针刺治疗；女性月经经期，不适宜针刺治疗（为了调理月经不在此禁忌范围）。

第三，糖尿病患者血糖控制不理想，空腹血糖较高，不宜进行针刺治疗。

第四，体虚患者气血不足，针刺不宜；血小板低于 $50 \times 10^9/L$ 的患者，不适宜针刺治疗。

第五，女性留针时间以 30 分钟为宜，男性留针时间以 25 分钟为宜。留针期间患者如有不适，及时与医生沟通，调整用针，或提前拔针。

第六，留针观察期间，患者要少说话，少玩手机，做到"心静神清"，效果最佳。

第七，对于因局部疼痛进行针刺治疗的患者，在留针观察期间内，应尽量慢慢活动患处，这样有利于疏通局部的气血经络。

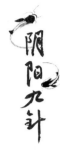

第八，拔针时如有出血，不必紧张，及时用消毒棉球压迫止血即可。

第九，针刺的伤口虽然非常小，但建议患者6到8小时内不要用水冲洗患处；如果针刺一天后，针刺部位仍有胀麻的感觉（发生概率非常低），可用热毛巾外敷患处即可。

第十，虽然阴阳九针起效很快，疗效神奇，但大多数慢性病并非一次就能彻底治愈，需要配合药物和数次的针刺治疗，所以建议患者3天针刺一次。

第一针　通天彻地

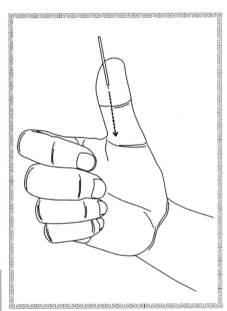

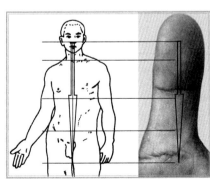

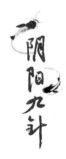

本针的目的是疏通人体的冲脉。

进针部位

以大拇指螺纹的正中央作为进针点，向指根部平刺，抵达大拇指指根部。

进针方法

选用直径0.25mm或者0.30mm，长度2～3寸，一次性毫针；进针时嘱咐患者，一声一声地咳，操作者随着患者咳声进针。

功　　效

疏通冲脉。

主治病症

1. 调理十二经脉的气血，促进气血运行，上下对流，内外交通。

2. 疏散郁积在冲脉里面的能量，治疗各种复杂的血液系统疾病。

注意事项

1. 此针进针时稍痛，如果一边咳，一边进针，这样基本没有痛感。

2. 在经过大拇指指关节的时候，病情严重的患者，进针就需要稍用力。

3. 进针后让患者竖起大拇指，保持这样的姿势。这样留针可以接受外界能量，起到很好的治疗效果。

通天彻地发微

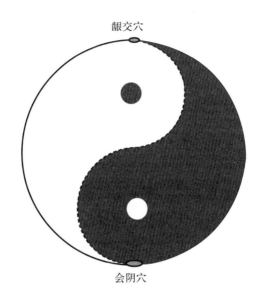

龈交穴

会阴穴

如果将人体看成一个太极图，中间的阴阳弦就是冲脉，下端的交会点相当于人体的会阴穴，上端任督交会，相当于龈交穴。

当我们看到这个太极图的时候，要想着阴阳九针是如何在这里面运行的。很多痔疮患者，会阴附近会出现不适的感觉，治疗时从龈交穴下手，就可以很快缓解症状，这就是下病取上。

《道德经》云：高下相倾，前后相随。

图中一上一下，两个交汇点，好似跷跷板的两端，而通天彻地针法，从上到下，疏通太极图的阴阳弦，也就是人体的整个冲脉。通了阴阳弦，就能跨越阴阳两界，这其中的重要性，可想而知啊！

借用太极图来说明此针法，我们再来理解为什么称为"通天彻地"就很容易了。

此针起自任脉和督脉的交会处，直向下行，到达胞宫处。浅表天部层为任脉，深层人部层为冲脉。此针上为任督交会，下为任督起始点，打通天地人三层，故称为：通天彻地。

本针的目的：疏通人体的冲脉和任脉，冲脉即道家和佛家所说的中脉，"冲为血海，任主胞胎"，冲脉又称为十二经脉之海，冲脉不畅，则人体上焦阳气无以下达，形成上热下寒，上实下虚之证，冲脉一通，十二经脉皆通。

冲脉很重要，这是运用道家思路治病的关键，无论是道家还是佛家，所有修行的人，无不重视通冲脉的。

不尝试去调人体的冲脉，那你治病就会上不了新的台阶啊！

通天彻地三大功效：

第一，疏通冲脉，沟通十二经脉气血，将天部气血直接引入地部，交通虚实寒热。

第二，因冲为血海，所以此针可治疗很多血液系统的复杂疾病。

第三，针所过之处，气血通达，升降流畅，对于胸闷、胃胀、腹胀等均可立即缓解。

当人体内原本存在的通道得到疏通之后，瘀滞的气血就会借助郁积所产生的压力，迅速地从高位向低位释放，这样郁积很快得到缓解，患者体内会形成寒热对流，虚实互补，不治病而治病，这不就是无为而治？

通天彻地图例

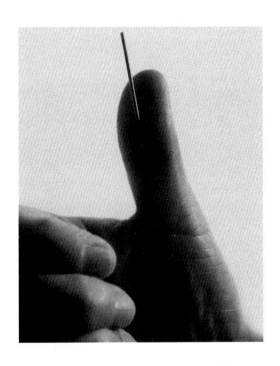

十指连心，很多人会觉得很痛，事实是有点痛，但对于很多急症，患者痛苦异常的时候，这点痛还是可以忍受的。

曾用此针法抢救癫痫发作的患者，患者发作时口吐白沫，双目上视，直接扎上此针，患者不到一分钟，病情就得到缓解，吐沫消失，呼吸平稳，神识恢复。

所以针灸的时候，要有屠夫之手，菩萨之心啊！

通天彻地病案一

这是一位男性患者，咽喉肿痛一周，在当地医院确诊为急性咽喉炎。患者表现为吞咽困难，吞口水时，就会感到咽喉肿痛，无法下咽，用抗生素治疗一周，疗效不显，于是过来求治。

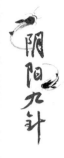

切脉时发现右手脉亢于上，提示上焦的热不能下行，冲脉不畅。运用通天彻地针法，进针后疼痛立即缓解，前后不到一分钟，病痛就解除了。

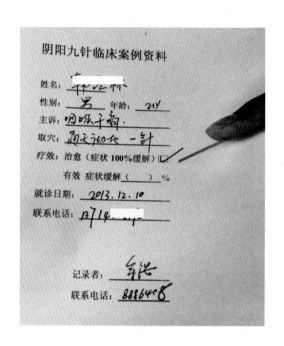

本针的作用，就是疏通冲脉，让人体上焦郁积的能量，能够借助冲脉下行，这样上焦的实证很快得到缓解，下焦的虚证，也会因为气血的下行，得到濡养。不针对疾病的外在表现进行治疗，而是针对疾病形成的病因下手，谁能说中医是慢郎中呢？

通天彻地病案二

患者姚某，男，35岁。因吵架生气后出现双侧头痛，持续性胀痛，伴随颈项僵痛，病发3天过来求治。

此例患者因生气，导致冲脉之气上冲，在上焦头目，气血郁积，压力较大，影响了督脉之气的上行，只有平冲降气，才能减轻头部的压力，任督循环才能正常。

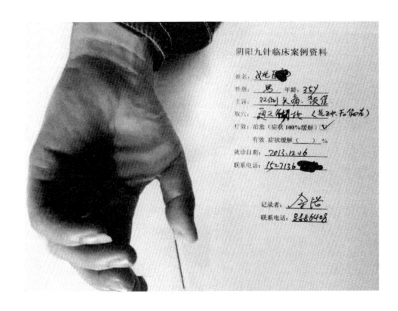

此患者针刺通天彻地后，病情立时缓解，前后不到一分钟。随后切脉发现左尺细软，考虑冲气上冲，与肾水亏虚有关，于是将针退出一半，斜向左下方进针，取上焦之气，补肾脏之水，天一生水之意。

针到位后，左尺立即有力，患者除了头痛项僵缓解之外，自觉双目清亮，肝肾之亏得到了补养。

仅仅是进针角度的变化，体内气机的运行，已经大不相同，这不就是"宇宙在乎手，万化生乎身"？

临床案例很多，此针法对于心悸胸闷、哮喘发作、胃胀等，都有立竿见影的效果。

针药互通

明白针刺冲脉的机理后，如果用药物来代替针灸可以吗？当然

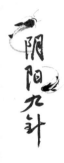

也可以，只是要找到特定的药物确实有些费力。

在研究过程中，我常常思考，既然人体冲脉如此重要，那么大自然应该有很多东西可以帮助我们疏通冲脉，不然人类岂不活得太痛苦！

通过研究发现，所有中空的植物，对疏通冲脉都有好处，比如：竹子，木贼草，通草，灯心草，金荞麦苗，虎杖苗……

对于临床上常见的流鼻血，我用竹茹 30 到 50 克煎水喝，取其疏通冲脉，降冲脉之气，引血下行，疗效非常好！

对于冲脉中段，中焦不畅，反复咳的患者，用木贼草 30 克，煎水内服，疗效也很好。

我们常吃的藕，空心菜，香葱，这些中空的植物，都可以帮助我们疏通冲脉。在我们苦苦探索的时候，其实大自然早已为我们准备好了一切，只是我们日用而不知罢了。

第二针 飞龙在天

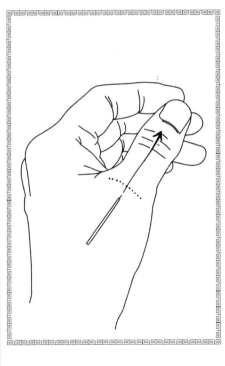

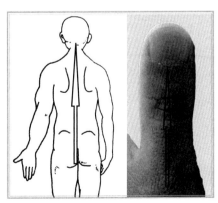

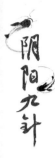

进针部位

大拇指背侧掌指关节近端，取正中点。

进针方法

进针时一定要从掌指关节近端开始，跨越关节，沿大拇指背侧正中线，平刺，抵达大拇指指甲下缘。

功　　效

疏通人体督脉，将下焦的阳气沿督脉向上调，补充头部的阳气。

主治病症

治疗督脉不通导致的颈部、胸部、腰部的不适；治疗因督脉不畅导致的头面部疾患。

注意事项

采用提捏进针法。将皮肤捏起来，这样容易进针，以平刺为主，经过大拇指指关节时，可以活动大拇指关节，使针处在一个合适的角度，这样就很容易到达目的地。

当进针费力时，不要盲目地加大力度，应先退出少许，适当调整角度，再慢慢进针。本针法除经过关节时稍稍滞针外，进针的整个过程是很轻松的。

飞龙在天发微

从太极图中可以看出，飞龙在天，疏通的是太极的一侧，取的是阴中生阳之意，它不同于通天彻地。通天彻地针法疏通冲脉，冲脉之气血可升可降，依据气血能量的压力，从压力高的地方流向压力低的地方。

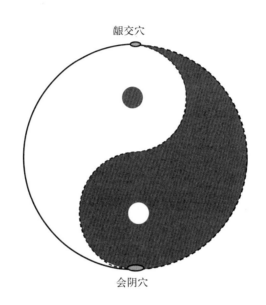

而飞龙在天，则是引领阳气从督脉由下向上升，此针以升为主。临床上我们给病人刮痧，发现背部督脉线刮出来的痧，十之八九都是鲜红的，发黑发青的少，说明人体督脉内的郁热很重，大多数人的督脉是不通畅的，而督脉作为阳脉之海，当其处于不通畅的状态时，阳气郁积化热，是很正常的。本针法可以疏通督脉，可以散督脉之郁热，当郁热释放出来时，自然就会感到背部发热。

而督脉与人体所有阳经都有交会，当阳气的最大通道打开之后，郁积在脊椎的阳气，便会释放出来，借助督脉，输布到五脏六腑，温养五脏六腑，所以说本针法的临床意义非常大。

本针的目的：疏通人体的督脉，因督脉为诸阳之汇，

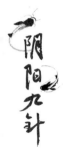

又称为阳脉之海，此脉疏通，则人体阳气可以上达头目，温散周身，精神将为之振奋。本针适应证：

1.督脉不通导致的腰痛、背痛、颈痛，进针后即可立即缓解。

2.因清阳不升导致的头面部疾患，例如：头昏、耳鸣、记忆力下降、视力减退、癫痫等。

本针目的是疏通督脉，所以凡是督脉不通所引起的问题，都可以治疗。如果大家稍稍了解督脉的循行途径，明白督脉的重要性，就会发现，这一针治疗的疾病有很多。

临床上治疗颈椎病，非常好用，常常是针入痛消。

治疗腰椎间盘突出，能很快缓解患者的疼痛。

治疗急性腰扭伤，起效速度也是相当快的。

曾治疗一例胃癌引起的背部疼痛，服用止痛药疗效持续很短，通过针刺飞龙在天，当场疼痛消失，次日复诊时，疼痛虽有，但已大为减轻。

用此针法抢救癫痫发作多例，患者颈项强直，口吐白沫，给予针刺"飞龙在天"，患者随即颈项松弛下来，再给予针刺"通天彻地"，痰液下行，病人很快清醒过来。

飞龙在天图例

进针看似很痛，其实根本不痛，完全可以耐受。当你扎针时想象一股能量沿着脊背向上冲，自然不会去理会有点痛的问题了。

进针一定要沿着正中线，不要走偏了，走偏了，气就到不了应该到达的位置，起不到治疗作用。

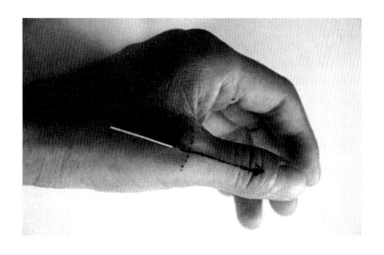

飞龙在天病案一

　　患者李某，颈部僵硬 3 年。患者经过反复多方治疗，病情时好时坏，总觉颈椎僵硬难受，于是过来求诊。

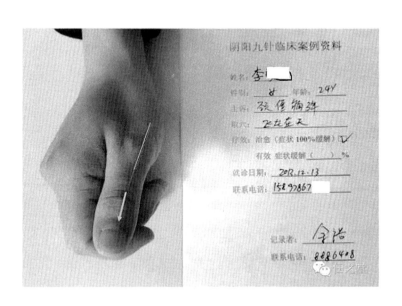

　　诊时切脉发现左寸明显不足，阳气无法升发到头部，于是取飞龙在天针法，只取颈椎对应的区域，进针后不用运针，只需要到达

31

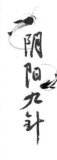

指甲下缘即可。患者疗效显著，可谓针入痛消，几秒钟就缓解了病情。同时给病人开了 3 剂疏通督脉的药物，通过针药配合，患者病情很快得到治愈。

当患者表现为腰痛、背痛或者颈椎不舒服，我们可以不必用长针，用 1 寸或者 0.5 寸的针即可，在对应的部位平刺，效果也是很好的，但别忘了，一定要经过指关节，因为这里面是能量库！

飞龙在天病案二

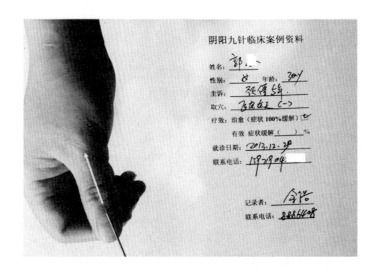

患者郭某，女，32 岁，颈部僵痛反复发作 5 年，加重 3 个月。

患者就诊时颈部肌肉僵痛难忍，切脉时发现双手上越，脉象濡大。此患者为思虑太过，脾虚无以运化水湿，下焦水湿沿督脉和膀胱经上升，导致颈部僵硬难受。《内经》云：诸痉项强，皆属于湿。所以通过倒扎飞龙在天，收水湿之邪下行，患者进针后顷刻，颈部松软，病情得到缓解。

临床中，如果发现左手脉上越，颈部僵痛，这时倒行此针，取意为督脉之气上亢，倒行可以导气下行。

如果大家实在不敢下针，在对应的部位，用筷子，或者钢笔头，稍稍按压，对于颈椎腰椎不适，也是有很好的疗效的。一根小小的针，如果你用好了，可以在人体内，起到呼风唤雨的作用，能引领体内的阳气，上达顶巅，也可以将上焦的水邪导入膀胱。

针药互通

临床上能够通督脉的药很多，如乌梢蛇、土鳖虫、苍耳子、鹿角片、鹿茸、鳖甲、水牛角、羚羊角等。

所有动物的角，都是督脉之余气所化生，所以角类的药物，都有助于督脉的疏通。

依据督脉内阳气的不足和郁堵情况，就可以选择相关的药物来治疗，针灸可以通督脉，药物也可以通督脉啊！

临床上当我们判断不准，或者对自己的诊断，信心不足的时候，可以先扎上一针，有效了，就可以依据针法用药了，针可以是药的开路先锋！

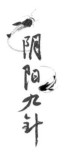

第三针　导龙入海

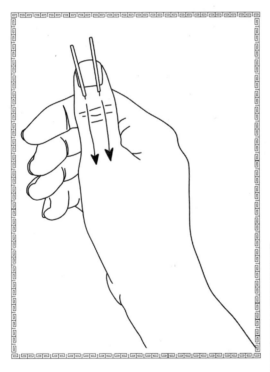

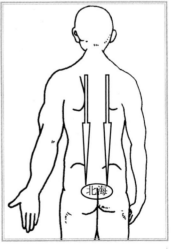

北海

进针部位

本针目的是疏通膀胱经，所以进针顺着大拇指背侧，从指端扎向指根，两根针，分别位于正中线两侧，进针点在指甲下缘和指关节之间的区域，越靠近指甲下缘，效果越好，但进针难度稍大，在这个区域的中间就可以了。

进针方法

沿大拇指背侧，平刺即可。此针法相对于通天彻地而言，疼痛轻很多。

功　　效

此针法疏通膀胱经，凡上述经络所过，经络不通所致症状，运用此针法，均可以缓解。膀胱经为人体排泄的大通道，人体内的水湿之邪可以通过膀胱经，下行至膀胱，排出体外。

主治病症

1. 疏通膀胱经，治疗各种相应的痛症。
2. 解表散寒，化解背部所受的风寒湿。
3. 引水液下行，治疗背部湿邪过重导致的各种病症。

注意事项

由于皮下脂肪层很薄，所以进针后要找到感觉，不可盲目硬推，遇到阻力，进不去的时候，一定要退回来，调整角度，再进针。

湿邪位于上焦，从指甲下缘进针；湿邪位于下焦，从指根部，

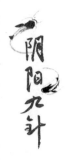

掌指关节近端进针。

另外此针法配合飞龙在天，效果更佳！

导龙入海发微

熊春锦老师的《道医学》中谈到，人体的骶骨为北海，储藏人体的先天之精，同房过度的人常常会感到骶骨空虚，腰酸乏力，这是先天之精消耗太过的表现。

农村的老人都知道，娶儿媳妇，看儿媳妇的生育能力，就看看屁股大不大。一般屁股大的，先天之精充足，生育能力强，当然这也不是绝对的。导龙入海，就是将浮散的阳气，向北海收。

> 海为北海，道家将人的骶骨称为北海，藏先天之精。
> 肾中虚火随肝阳上升，常夹下焦水湿之邪，导致患者项背僵痛不舒。此针沿着膀胱经从第一颈椎开始，向下直刺，抵达骶骨附件，疏通膀胱经，水邪则可以经洲都之官，排出体外，同时龙随水降，先天之精则回归北海。
> 故而称为：导龙入海。

所以此针能扶肾气、除水湿，见效很快，对于体内湿气重，颈椎僵痛的患者，立竿见影，而且用针后，脉象趋于平和，也就是说扎完针，体内的水湿之气很快消散。

我用此针治疗风湿所致的背部沉重，效果非常明显，就因为此针，我对历代关于风湿病的论述，产生极大的怀疑。病人没有发汗，也没有利小便，短短几秒钟，就将湿邪"去除"了，病情缓解了，脉象平和，说明风湿病人并不是体内湿邪过多，而是水湿分布异常，关节附近水邪重，其他部位还大量缺水呢！传统治疗风湿的理论，的确值得商榷。

> 本针引水湿之邪下达膀胱，同时疏通膀胱经。
>
> 循经所过，因不通导致的疼痛、胀闷、僵硬等，都可以迎刃而解。
>
> 对于颈椎病、胸椎病、腰椎病，腰肌劳损，急性腰扭伤，肾结石导致的腰痛等，都有很好的疗效。

依据经络所过，可以治疗腰背部的很多疾患。

我用此针法，来治疗肾结石发作时的肾绞痛，针入痛止，有非常神奇的效果，而且疗效持续很久。在此基础上再服用中药来排石，可以达到事半功倍的效果。

如果说"飞龙在天"是升阳，是扶正，那么这一针就是降阴，是驱邪。两针联用，一升一降，在人体的背部形成无数个太极，是调节人体背部气机的最佳组合。其意义已经不只是治疗局部疼痛，它可以将人体的整个阴阳气血带动起来，感冒了可以用，头昏了可以用……

导龙入海图例

针对颈椎治疗，进点就接近指甲下缘；如果针对腰痛，从指背指关节横纹处进针即可，灵活变通。

进针时保持大拇指平直略微上翘的状态，容易进针。

留针时间，不必刻意，有时间就多留一会儿，可以达到 1 小时，没时间就少留一会儿，10 分钟也行。而且也不用运针，一般只要能

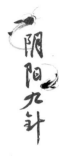

扎进去，扎对位置就会有效。

对于慢性病，久病患者，建议多留针，这样疗效更好。

取针时，如果发生针眼有出血情况，不必慌张，用棉签按压止血即可。

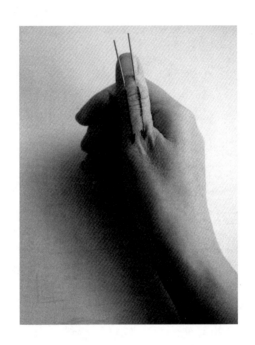

如果取针后指背出现青紫情况，也不必担心，这是进针时碰伤血管，一般两三天可以自行吸收。

导龙入海病案

何某，女，47岁，颈僵背痛1个月。

患者1个月前因劳累后，出现颈僵，伴随背痛，自购药物服用，情况未能好转，故前来就诊。

就诊时颈僵，背痛，腰无不适，左寸不足，右寸上越。以飞龙在天加导龙入海针刺，患者针入痛消，立竿见影，留针20分钟，一次性治愈。

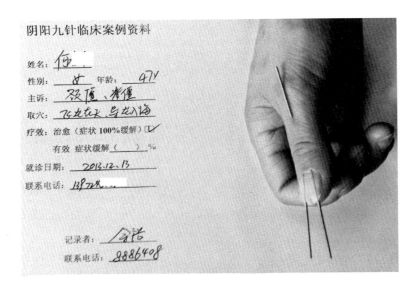

阴阳九针临床案例资料

姓名：何

性别：女　　年龄：47岁

主诉：颈僵、背僵

取穴：飞龙在天、导龙入海

疗效：治愈（症状 100% 缓解）☑

　　　有效　症状缓解（　　　）%

就诊日期：2013.12.13

联系电话：139 72 7 ⋯⋯

记录者：金浩

联系电话：8886408

针药互通

凡是能够走膀胱经的中药，如葛根、麻黄、独活、威灵仙、藁本、防风等，均可以依据病情，代替导龙入海，以药代针，疏通膀胱经，舒筋活络。

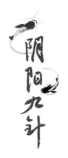

第四针　亢龙有悔

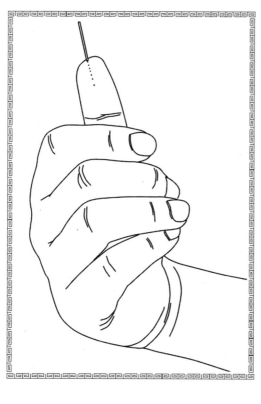

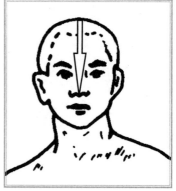

进针部位

进针点为，将大拇指竖起来，最高点即是，相当于人头部的百会穴；终点为大拇指螺纹的正中央，相当于龈交穴。很多患者，大拇指没有螺，也就是说找不到中心点，这时可以针入深一点，稍下一些，目的是能交到任脉上。

进针方法

可以选择较细的针，一般用 0.5 寸的针就可以达到目的，对于手指粗长的患者，可以选用 1 寸的针，平刺即可。

功　效

沟通督脉和任脉。督脉走阳气，任脉走阴气，沟通阴阳，将浮于上焦的阳气，下交于阴分。对于那些长期思虑过度，气血上亢，阳不交于阴的患者，运用此针法，可以起到很好的疗效。

主治病症

阳气上亢诸证。如头痛、牙痛，中风先兆等。

注意事项

指头神经末梢多，痛感较强，进针时采用边咳边进针，可以较大程度缓解疼痛。留针时间可以适当长点儿，这样疗效更好。

亢龙有悔发微

亢龙有悔，是说人体阳气亢于上，不能下达，能上不能下，能

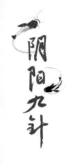

散不能收，所以有些后悔之意，用针的目的就是促进阳气下行，内收。《易经》中对亢龙有悔的解释，其实也对此针法的理解有很好的帮助。

> 子曰：贵而无位，高而无民。
>
> 人体阳气升发太过，无路可去，郁积于上，也没有阴液来濡养它。
>
> 此针针对阳亢于上而设，故曰：亢龙有悔。
>
> 用针目的是引阳入阴，促进督脉交于任脉。
>
> 因阳气过亢，升发太过所导致的疾病均可使用。
>
> 如：肝阳上亢所致头痛、牙痛，感受风热之邪所致的头痛，中风先兆以及中风急性期……
>
> 注意：脉实而有力，双寸亢于上，上达鱼际，为其辨证要点。

盈久必亏！

天道如此，针道也如此。

阳气长期亢于上，不能交于阴，则阳不生阴，阴必亏损；阴亏无以化生阳气，最终只能是虚亢。此针法不是泄上焦之郁热，也不是补下焦之阴亏，只是促进阳交于阴而已。

这一针的目的是促进任督交会，相当于道家"搭鹊桥"的意思。

此针的核心，是促进任督交会，所以只要明白这其中的深意，你就可以随意扎出亢龙有悔，不必拘泥于扎大拇指了！

亢龙有悔图例

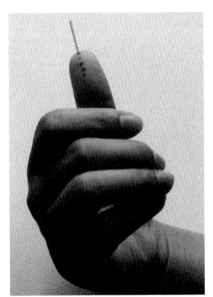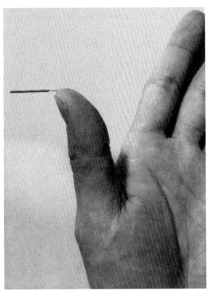

亢龙有悔病案

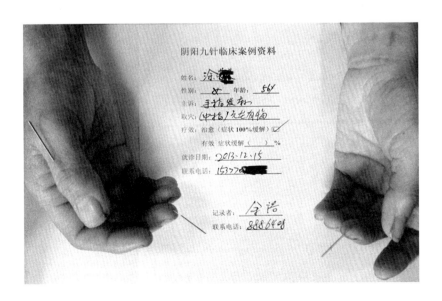

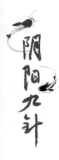

涂某，女，56 岁。

双手指发麻 3 个月，加重 3 天。

患者 3 个月来无明显诱因，出现双手掌发麻，程度较轻，未予以重视，最近 3 天有加重趋势，于是过来寻求诊治。

切脉时发现双手脉上亢，上达鱼际，询问患者过程中，未诉其他不适。因中指病情最重，于是在双手中指进针，运用阴阳九针之亢龙有悔针法，促进体内任督交会。进针后患者病情开始缓解，留针过程中，左脉偏弱，督脉升发力度不够，于是追加飞龙在天，留针半小时，不适症状全部消失。

针药互通

当阳气郁积在上焦，上焦阳气处于一个闭塞的状态，此时要促进上焦的阳气下行，用针可以直接建立一个通道，让上焦高压状态下的能量向下流。用药则有三种办法：

第一，打开上焦郁闭的状态，起到提壶揭盖的作用，这样人体的气机就会顺势下行。"欲求南风，先开北窗"，这两者意思相通，想让气下行，先在上面开窗。临床上对于头面部阳气郁闭的状态，可以选择一些辛凉解表的风药，如薄荷、菊花、连翘等，疏散郁热。

第二，运用少许凉性的药物，服用后在上焦建立一个清凉的场，这样一股清凉之气，会将上焦的浮热，化为水液，流向下焦。这就好比长期干旱，人工降雨时，用炮弹将干冰发射到高空，高空中的云受干冰的影响，冷却成雨水，下降到地面，如：黄连上清片，牛黄上清片，都是这个思想。

第三，建立通道，引气下行，这与针法有些相似。可以用的药物有：竹茹、龟板、砂仁等。竹茹能降胃气，通冲脉，引气下行；

龟板是龟的腹甲，相当于人体的任脉，能将上焦的阳气通过任脉向下吸引，到达下焦；砂仁能散中焦之阴霾，打通中焦，这样上焦之气借郁积之力，流向下焦。

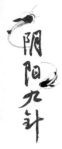

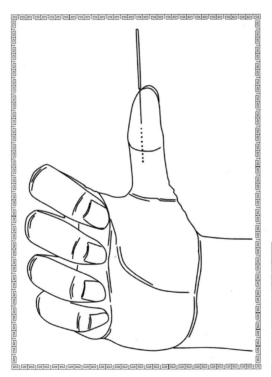

第五针　天人合一

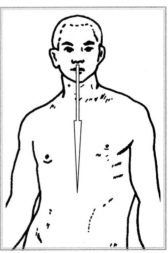

进针部位

以大拇指螺纹的正中央作为进针点，向下直刺，透过大拇指指关节。相当在人体的龈交穴进针，抵达膈以下。

进针方法

选用直径 0.25mm 或者 0.30mm，2 寸的一次性毫针；进针时嘱咐患者，慢慢地咳，操作者随着患者咳声进针。

功　　效

进针较深，可以疏通冲脉中上段；进针表浅，可以疏通任脉的中上段。

主治病症

疏通上焦和中焦，适宜于胸闷、胸痛、泛酸、咳喘等症候。

注意事项

1. 此针进针时稍痛，如果一边咳，一边进针，这样基本没有痛感。

2. 在经过大拇指指关节的时候，病情严重的患者，进针就需要稍用力。

3. 进针后让患者竖起大拇指，保持这样的姿势。这样留针可以接受外界能量，起到很好的治疗效果。

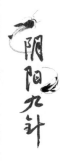

天人合一，可以从下面几个方面理解：

天，指天部，即上焦。

人，指人部，即中焦。

用此针的目的是打通上焦和中焦，促进中焦脾胃之气上达，肺气能够肃降，促进天部人部之间沟通和交流，故而称为：天人合一。

此针相当于从龈交穴起针，到达中脘，相当于通天彻地的一部分。

人体分为天地人三个层面，天部对应的是上焦，人部对应的是中焦，地部对应的是下焦，天人合一，就是上中二焦合一，这里说的合一，是指气机通畅，解开这两个部位能量的郁积。

此针沟通天部和人部，故凡气郁在上焦和中焦，患者气机不畅，或咳，或喘，或胸闷，或短气，或心胸胀满，或胸腔积液等，均可以使用。

本针含有敛肺止咳之意，含有顺气化痰之意，含有开胸顺气之意，含有降胃除浊之意，也含有培土生金之意。

大家也许会问，第一针通天彻地，已经打通了冲脉，通了三个层面，这一针是否多余？

其一，这一针因进针角度不同，加上不必用长针，在体内有很大操作空间，走任脉就很好操作。

其二，疼痛比通天彻地要小，患者也容易接受些。

其三，依据脉法和病情，不过度用针，过度治疗，减少伤害。

在操作细节上，会了第一针通天彻地，此针就很容易扎了，可以借用下面这张图，来进一步理解这一针。

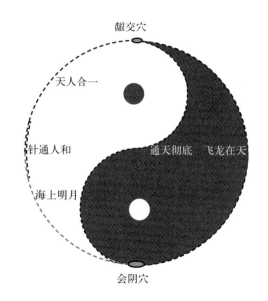

如果患者出现两侧胁痛，此针配合鱼际穴，立竿见影。

如果乳房胀痛，则针尖偏向患侧，即可取效。

如果只是单纯的咽喉不利，用针也不用扎很深，配合飞龙在天，则疗效加倍。

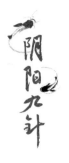

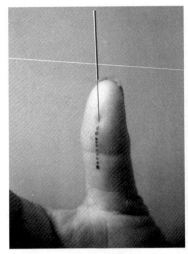 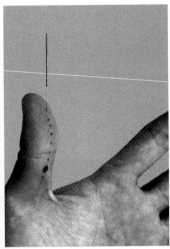

天人合一病案

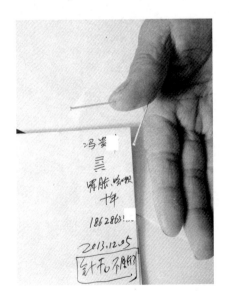

患者冯某，女，65岁。

胃胀、咳嗽反复发作10年，加重1个月。

患者 10 年来反复出现胃胀，伴随呼吸不利、咳嗽，多方治疗，病情时好时坏，每次胃胀加重时，咳嗽必加重。此次发病，自购药物服用后，无明显改善，故前来就诊。

就诊时右寸关脉郁大。考虑为中焦气机痞塞，肺气不降，上焦之气不能下行，于是采用九针治疗，予以：亢龙有悔加天人合一，针刺后几分钟，患者即感胃胀消失，胸中豁然开朗。

针药互通

天人合一针法，就是疏通天部和人部，促进上焦和中焦之间的气血流通，用药也可达到这个目的。

有几个组合，大家可以借鉴。

第一，枳壳、桔梗、木香。枳壳能使胸中郁闭之气下行；桔梗能载中焦清气上升；木香醒脾，调理中焦；三者可以疏通上焦心肺和中焦脾胃之气，这也是本人治疗咳喘的必用药对，无论寒热虚实均可。

第二，半夏、黄连、全瓜蒌。当上焦心肺阳气郁积化热，会炼液成痰，痰火交织，上焦之气无法下行，用半夏降胃气，用瓜蒌涤热痰，用黄连清心火，三者可以疏通因痰热交阻导致的结胸证。

第三，红参、麦冬、五味子。上焦心肺阳气过亢，化热伤阴、耗气，这时采用益气养阴，引气下行。五味子向下收，麦冬滋阴的同时，下交于肾，此三味药益气养阴的同时，能够滋润上中二焦，促进上焦的能量下交于肾。

第四，细辛、干姜、五味子、半夏。此药组为小青龙汤的核心，温化胸中之伏饮，水饮温化，自然上焦阴霾散去。细辛和干姜可促进清气上升，五味子和半夏可促进浊气下行，清升浊降，天人合一。

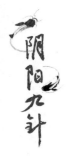

第六针　针通人和

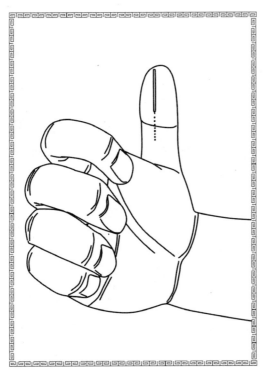

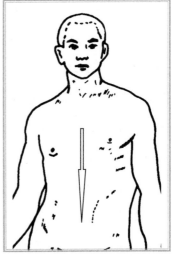

进针部位

大拇指螺纹中央和大拇指指关节连线的中点，相当于人体的膻中穴附近，向指根部平刺。进针深度以穿过关节线为基本要求，稍微深点也可以，不影响疗效。

进针方法

让患者一边咳，一边进针，这样可以极大地减轻患者痛苦。

功　　效

疏通中焦，大拇指的指关节，正好对应人体的中焦，当中焦不通，脾胃不适，胀满难受，针刺此处，可以起到立竿见影的效果。

另外中焦是人体气机上下对流的枢纽，此处不通，则阴阳无法交媾，成为否卦，沟通阴阳，交通水火，是万病回春之法门。

主治病症

凡中焦不畅，痞满滞塞，上下不能交通出现的症候，如胃痛、胃胀等，均可治疗。

注意事项

身体虚弱，可以用细针，身体壮实可以用粗针，扎针要点为切脉时双关郁大。

针通人和发微

针通，指的是用针来疏通。

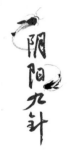

人，指的是人部的气机。

和，指的是气机通畅、调达之意。

本针自天部下部分，向下平刺，到达地部的上部分，可以疏通任脉中段，目的是疏通中焦气机。中焦气机通畅，清升浊降，升降有序，达到和的状态。

故而称为：针通人和。

如果深度平刺，可以疏通冲脉中段；

如果浅度平刺，则可以疏通任脉中段；

病情重，深刺；

病情轻，浅刺；

皮肤病，很浅的浅刺。

按照以中对中的原则，中指对应的是人体中焦，而中指又分三节，中间这一节，则是中内求中，对应人体的中焦。

如果切脉时发现左关郁大，针刺疏通左手中指的中间这一节。

如果切脉时发现右关郁大，针刺疏通右手中指的中间这一节。

这样以中求中，可以起到很好的疗效，患者进针后，常常可以从脉象上及时感受到气的变化。郁大的脉可以迅速消除，患者的症状可以很快减轻。

本针寓含健脾和胃之意，寓含疏肝降胃之意，寓含升清降浊之意，寓含消痞散结之意，寓含寒热对流之意，一气通达，诸证皆消。

凡中焦不畅，痞满滞塞，上下不能交通，出现的一切症候，一针化解。

注意：以右关出现郁大脉象为用针要点。

因为左边主升，右边主降，任脉不降，中焦不畅，主要表现在右手脉象，所以在确定用此针法时，可以先切脉，看看右关是否郁大。

针对右关郁大的脉象，可以选择患者的右手，从大拇指关节用针；也可以从右手中指第二节用针；还可以选择右手第二掌骨桡侧中点处进针；还可以针刺右手掌中央……

以中治中，是核心，是关键。

人体的所有气机都是以中心点作为对称点，宇宙之中，没有上下，也没有前后，只有内外，内之中心点，就是最低点，也是核心的对称点，找到人体的中心点，就找到了气机运转的核心。

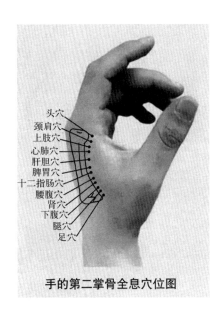

头穴
颈肩穴
上肢穴
心肺穴
肝胆穴
脾胃穴
十二指肠穴
腰腹穴
肾穴
下腹穴
腿穴
足穴

手的第二掌骨全息穴位图

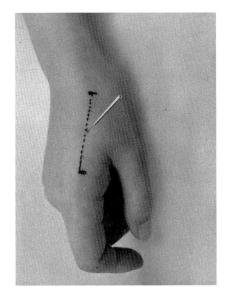

上病可以从下治；

下病可以从上治；

前病可以从后治；

后病可以从前治；

左病可以从右治；

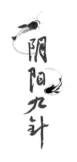

右病可以从左治。

但是中焦的病，必须从中来治，人体的中在哪里？无处不是中啊！如果明白了核心思想，你扎任何地方，都可以治疗胃病。

针通人和图例

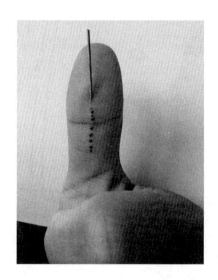

针通人和病案

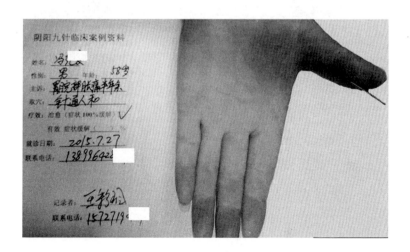

患者冯某，男，58 岁。

胃脘部胀痛半年，反复多方治疗无效，从新疆来湖北求治，来时胃脘胀满不适，稍稍进食即感胃部胀满，伴四肢乏力，头昏。

诊脉时，双关郁滞，右侧为甚。

予以针通人和针法，进针后，患者随即感到胀满减轻，后予以药物调理中焦，补脾化积通便，病情很快得以治愈。

针药互通

中焦胃部胀满，有水饮停聚，有痰湿不运，有饮食停滞……

无论邪气属何性质，最终只有两个出路，一则向下进肠道排出体外；一则经胃壁渗透，经三焦，清气上升，浊气下降，经膀胱，通过小便排出体外。

向下行，必须肠道通畅；向外行，必须脾之运化功能强健。然气行则血行，气行则津液行。当中焦之气闭塞不通，则疏通气机为第一要务。针通人和，就好比在中焦建立一个通道，让人体气机上下对流。

临床上我常用：枳壳，桔梗，木香，三个药物，一个升，一个降，一个旋转中焦，这样中焦的气机就通畅了。长期胃胀满的，可以选用鸡内金，此物为鸡胃之内膜，能化开人体胃内膜之黏稠之物，促进邪气向下运行，津液向胃外运行；大黄可以推陈出新，推陈即是促进胃肠道浊气的排泄，出新即是浊气除，清气生；沉香也可以升清降浊；大黄偏于血分，偏于有形之物，沉香偏于气分，偏于无形之气。

上述这些药物的组合，就可以调理中焦脾胃，升清降浊，打开中焦之郁堵，与针通人和取意是一致的。

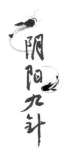

第七针　春风扶柳

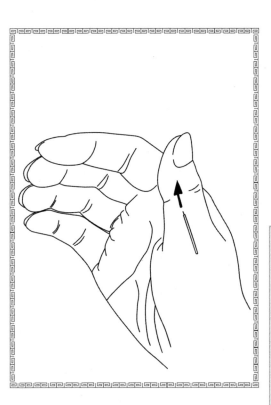

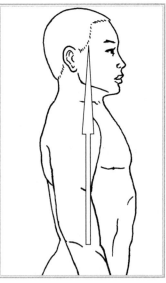

58

进针部位

大拇指两侧，指关节近端，对应于人，相当于腋下，平脐位置。

进针方法

平刺，用直径小于 0.2mm 的针。

功 效

疏通人体两侧的气机，促进其向上升发。

主治病症

主治肝气郁结诸证，如胁肋疼痛、头痛、口苦咽干等。

注意事项

1. 本针目的是梳理肝气，而针本身属金，能伤肝木之气，所以用针一定要细，进针手法一定要轻柔，刚进针有点痛，后面应该无痛感。

2. 切脉时，这样的患者应该是寸部沉细，凡上亢之脉，均不适合用此针法。

3. 此针法以升发阳气为主，留针不可过久，凡需要留针时间长的，均需要配合引领气机下行的针法。

春风扶柳发微

沾衣欲湿杏花雨，
吹面不寒杨柳风。

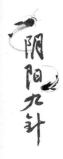

与人为善，与木为春。

对此针法的理解，重点落在春风二字上面。

> 春风，指春天里的一缕生发之气。
>
> 扶柳，指促进柳木调达，生长。
>
> 此针的目的，是制造一缕生发之气，来疏理郁积的肝气，促进肝气的调达，解除郁结的状态，让人有如沐春风之感。
>
> 故而称为：春风扶柳。

如沐春风，所以此针是可以愉悦心情的啊！

临床上经常遇到胆结石、脂肪肝、肝囊肿等肝胆系统有问题的患者，表现为心情郁闷，情绪急躁，正好需要像春天这样的和煦之气，不燥，不热，不寒，不火。

这样的患者脉象上左关会出现异常，常常会出现胁痛，及时运用此针法，可以很快缓解症状。

春风带来的是缕缕生机，此针法可以恢复人体长期被压制的气机，给脏腑带来缕缕生机。

如果是肝阳上亢，两侧偏头痛，痛的时候，血管一跳一跳的，这样的患者就不要使用了，切记切记！

> 此针寓含疏肝理气之意，寓含疏肝解郁之意，寓含升阳散火之意，寓含益木生火之意。
>
> 因此此针可以治疗肝气郁结导致的胁痛、胸满，也可以治疗肝郁化火导致的口苦咽干、心慌心悸，也可以

治疗肝郁化火所致的头痛……

注意：本针运用以左关脉郁为主要指征。

因心情不好、肝气郁结导致的很多病症，都可以运用此针，不必局限于以上所说的。

春风扶柳图例

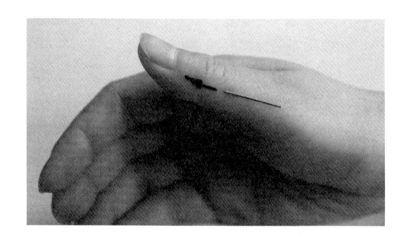

春风扶柳病案

姚某，男，43 岁。

右胁疼痛 1 个月余。

患者因同家人吵架，生气后出现右胁疼痛，平素肝胆未见明显异常，体检时发现轻度脂肪肝，自行购药服用，未能治愈，故前来就诊。

就诊时右胁胀闷不舒，双关郁滞，齿痕舌，薄白苔。

予以：春风扶柳，用两根 0.5 寸的毫针，接力疏通。

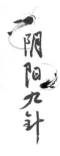

疗效：进针后症状立即缓解，建议患者留针半小时，期间用手轻轻叩击患处，半小时后不适症状完全消失。

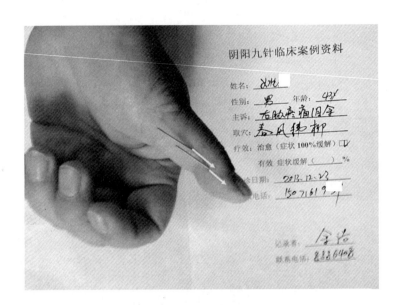

针药互通

此针虽用针较细，力道轻柔，但疏理胁肋之气的功效较强。

香附子为气病之总司；玫瑰花解郁能力较强；川楝子疏肝行气止痛；川芎行血中之气，善调肝中之郁……

逍遥散疏肝健脾，金铃子散止痛较好，柴胡疏肝理气，这些都是很好的成方……

用针的目的是建立一个通道，促进郁结的能量释放出去；针药有些许差别，但本质上是一个道理，针药可以相互借鉴。

借针来探药物之路，使用药不偏；借药来续针道之力，使针力持久，病去身安。

第八针　秋风扫叶

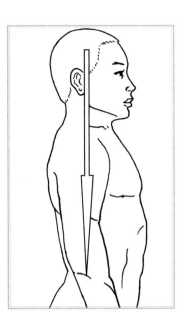

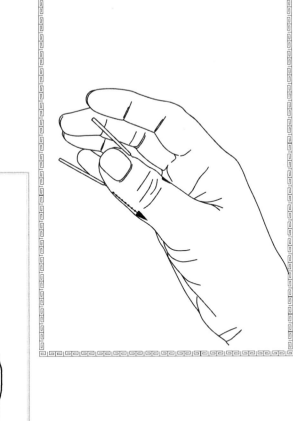

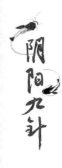

进针部位

从大拇指两侧，平指甲下缘的位置进针。对应于人，相当于人体头部两侧，耳朵附近的位置。

进针方法

向指根部平刺，经过指关节时，有些费力，稍稍用点劲，即可顺利进针。

功　效

将人体两侧上亢的阳气向下收，收到胁部，平脐附近。

主治病症

肝阳上亢所致诸证，如头痛、头昏、耳鸣、心悸、口苦、失眠、牙痛等。

注意事项

此针的目的，是平上亢之肝气，所以选择针时，可以选择稍粗点的，这样针感强，降逆平冲作用强。

秋风扫叶发微

这一针和前面一针春风扶柳，正好相反，一个向上，一个向下，一个春风，一个秋风。

秋风：指的是秋天的一股肃杀之气。

扫叶：是指秋风对树木的肃杀作用。

本针是针对肝阳上亢而设，因其具有平降肝阳的作用，对于肝脏而言，如同一缕金气，一股秋风。

因本针的特点，故而称为：秋风扫叶。

从字面意义上，大家可以看出，此针就好似镇肝息风汤啊。但其临床意义，又远远超过镇肝息风汤。

曾经给一耳鸣患者扎针，刚扎完针，患者一声惊叫，着实吓了我一跳，问她咋了，她说耳朵一下子不耳鸣了，后来这个患者扎了几次，病就好了。

本针寓有镇肝息风的作用，寓有平肝潜阳的作用。

所以对于肝阳上亢所致的头痛、头昏、耳鸣、心悸、心慌、口苦、失眠、牙痛等，均有较好的疗效。

注意：脉象弦硬，左手脉上达鱼际，为其使用要点。

大家有些疑惑，自己不会号脉，这"春风扶柳"和"秋风扫叶"，一虚一实，一升一降，弄反了咋办呢？

这就是阴阳九针"阴阳"二字的妙处了，其实很好处理，当你扎完春风扶柳后，感觉不对，患者不停打嗝，或者头胀，这时你补上一针针通人和，或者通天彻地，将气导下来，这样用针建立一个循环了，这就是阴阳针了。

如果你扎了两针秋风扫叶，感觉不是很对，拿不准，你补上一针飞龙在天，这就很稳当了。

这就是阴阳针法：升降相随，自成太极，循环无端，周流不息，

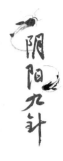

负阴抱阳，化生万物。

很多人长期思虑过度，肝脾两脏，向上调动气机太过，还有的小儿高烧惊厥，肝胆气上升太过，运用秋风扫叶，都可以让气静下来。

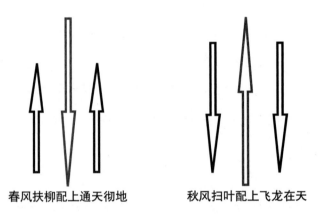

春风扶柳配上通天彻地　　　　秋风扫叶配上飞龙在天

但问题是这些人的大脑处于虚亢的状态，单纯向下收还不行啊，配合飞龙在天，给大脑提供一些精微物质，这样大脑就安宁了。

内景图中，中丹田有一纺织女，作决断丝线之态，这就是描述胆的状态，胆主决断啊。

所纺的红线，沿脊背上入脑，脑为元神之府，脑的功能正常了，人体的剩余十一脏，就会得到元神的指挥，所以看了内景图，才真正明白"凡十一脏取决于胆"的意义。

秋风扫叶，可以收敛这个红线，不让它上升太过，扰脑不宁，小儿高烧惊厥，导致慢惊风，问题也是出在这里。

如果这个红线的能量不够呢？那十一脏就会没有领导啊，人就会感到六神无主，恍恍惚惚，神魂颠倒，抑郁证，多疑证，都是胆气不够导致的，治疗上提高内景图中这个红线的能量，就可以了。

如何提高呢，扎春风扶柳，多晒晒太阳，少吃寒凉的饮食，身体就会慢慢好转。

　　如果我们多多参悟，就会发现人体的很多秘密，古人早已揭示了出来，只是我们没有好好思考而已。

秋风扫叶图例

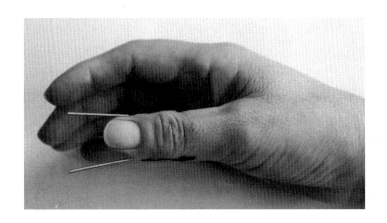

秋风扫叶病案

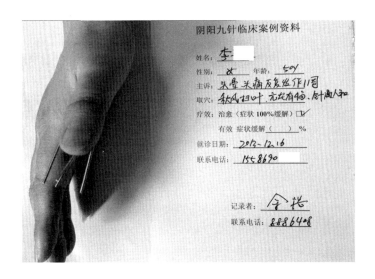

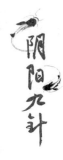

李某，女，50岁。

头昏，头痛，反复发作1周。

患者一周来，反复发作头昏头痛，呈持续性胀痛，伴心情烦躁，食欲减退，颈僵不舒，自测血压正常。服用止痛药稍稍缓解，药力过后依旧不适。双手脉上亢，舌尖红。

此病乃长期用脑过度，肝胆夹胃气上攻，致使冲脉不降，热浮于上，上下气机不能交媾。

予以秋风扫叶，亢龙有悔，针通人和。进针后双侧脉象立即趋于平和，患者所有症状随即消失。

针药互通

此针法类似于钩藤、羚羊角、石决明、珍珠母等药物的作用。

如果胆火太重，可以运用此针法，也可以用黄连温胆汤。

如果肝阳上亢，可以运用此针法，也可以用天麻钩藤饮。

如果两侧头部跳痛，口苦，小便黄，可以运用此针法，也可以用龙胆泻肝汤。

第九针　海上明月

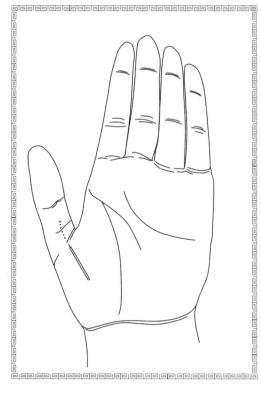

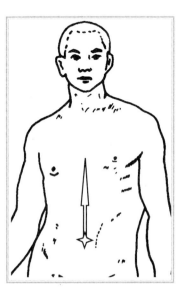

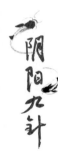

进针部位

于大拇指掌侧指根部进针，或者于手掌掌根部，相当于大陵穴的位置进针。对应于人体，则相当于会阴部，针行路径则相当于任脉或冲脉的小腹段。

进针方法

向指尖方向平刺。

功　　效

疏散下腹部郁结的气机，促进清气上升，浊气下降，改变局部气机郁积的状态。

主治病症

腹痛、腹胀、腹泻等，男科、妇科诸疾。

注意事项

在进针部位，常常可以看到一些叉形纹路，或者井字纹路，在这些纹路的正中央进针，可以起到事半功倍的效果。

海上明月发微

有一句话叫：守得云开见月明。此针刺入后，就会达到这样的效果，云开见月，疼痛消失，锁眉舒展。

海为阴，明月相对于太阳而言，也属阴。海上明月，虽不能暖海水，却可以看见一片晴朗。

本针从会阴部附近向上刺入，可以打通冲脉和任脉在少腹的部分，少腹部阴邪满塞，好似漫天黑夜，此针则好似一轮明月升起，起到云开见明月的效果。

故而称为：海上明月。

此针法，是在小腹建立一个通道，这个通道也许是偏向任脉，也许是偏向冲脉，这都不重要，重要的是这个通道能够将小腹郁积的能量疏散，促进清气上升，这样浊气自然下降。

本针寓有行气止痛之意，寓有活血化瘀之意，寓有健脾升清之意。

少腹拘急，阴邪填塞，出现腹痛、腹胀、腹泻等，均可以使用。对于小腹部胀满疼痛，有立竿见影之效，常常是入针痛止。

此针法能够治疗哪些病呢？

基本上所有男科和妇科问题，运用此针法，都有效应。

痛经起效最快，入针痛止，立竿见影。

如果大拇指下端不好操作，从掌根部，相当于大陵穴的位置进针，效果也很好。

依据人体交叉平衡的对应法则，在大陵穴进针，就相当于从足根部进针，这样用此针来治疗足根痛，效果也是很好的，因为手掌根部和足根正好相对应。

我曾开玩笑说：治疗痛经，跺跺脚后根，就能解决问题。为啥

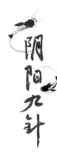

呢？大家可以好好想想，人体虽然很神秘，但我们只要明白了其中的法则，就可以轻车熟路地找到治疗方法。

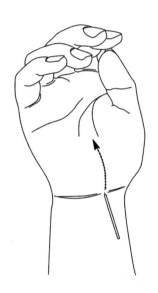
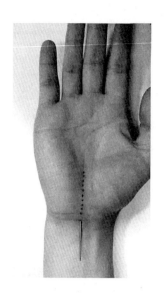

如果将整个手掌看作一个人，那么大陵穴就相当于会阴部，谈到这里，你再来想想，为什么叫大陵穴？

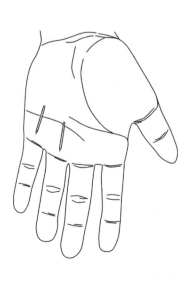
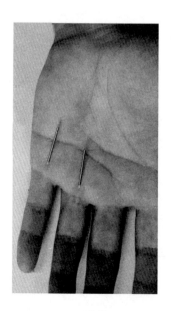

如果将无名指和小指看作两腿，掌指关节内侧，对应的就是腹股沟啊！

此针法治疗股骨头坏死引起的髋关节疼痛，能迅速缓解症状。治疗男科或妇科病所致的腹股沟处疼痛，均有很好的效果。

海上明月图例

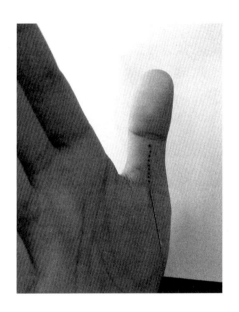

海上明月病案

刘某，女，30岁。

小腹胀痛2天。

患者两天来，无明显诱因出现小腹胀痛，呈持续性胀痛，隐痛，用手轻轻揉压后减轻，自行采取多种方法，均未能彻底缓解，故过来求诊。

切脉时双尺脉偏大，偏弦。

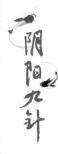

在右手大拇指掌侧指根部，发现米字形纹理，于是从纹理正中央，扎海上明月针法，进针后稍稍作提插行针，患者不适随即消失。

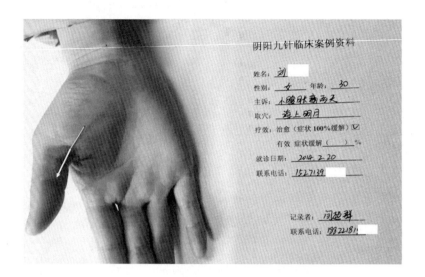

阴阳九针临床案例资料

姓名：刘▢
性别：女　年龄：30
主诉：小腹胀痛两天
取穴：海上明月
疗效：治愈（症状100%缓解）☑
　　　有效 症状缓解（　　　）%
就诊日期：2014.2.20
联系电话：1527139▢▢

记录者：闫娜群
联系电话：1982218▢▢

针药互通

小腹部胀满不适，疼痛不舒，归根结底，还是一个不通，这里的不通，可能是受寒引起，也可能是血瘀所致，也可能是湿热为患，也可能是气滞……

海上明月这一针法，就是建立通道，改变这个不通的状态，有了这个通道，可以寒热对流，虚实互补，气血流通，不适自然消退。

用药则需要辨证。因寒所致，可以用艾附暖宫丸；因瘀血所致，可以用少腹逐瘀汤；因湿热所致，可以用三妙散配金刚藤。

下 篇

阴阳九针应用与思考

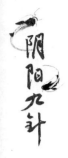

　　前面讲九针，基本上是一针一针讲的，而现实临床中，需要几针组合，这样针刺效果远远胜过只扎一针。阴阳九针，前提还是阴阳二字，背离了阴阳，九针就失道了。

　　在九针推广过程中，很多外地的中医用过之后，都很感慨，用简简单单的三四针，几乎可以治疗所有腰痛、背痛和颈椎不适，针法平淡，只要是缝过衣服的，扎过针的，都可以学会。这就是阴阳九针的特色所在，大道至简，你不用考虑是肾亏还是结石，是突出还是膨出，是强直还是肿瘤，所有疼痛，几乎都有效果……

　　真是如此吗？

　　的确如此，阴阳九针通过一个多月，上万人参与实践，获得了大家的信赖，很多患者效果确实很好，尤其是腰痛，常见的肾结石发作，出现肾绞痛，在手上扎三针，疼痛立即消失，比吃止痛药还快！

　　为了规范常见病的阴阳九针针法应用，我们已经免费组织了六期培训班，起到了很好的推广作用。为了让广大的中医爱好者，实践者能更好地运用九针，我将常见病的九针治疗方法总结出来，大家学习时，请先阅读前面的九针基础篇内容，了解九针的基本知识，这样学习才有意义。

腰背疼痛的治疗

1. 颈背痛针法

患者何某，女，颈部和背部僵痛。

《内经》云：诸痉项强，皆属于湿。凡出现项僵，伴随背部和腰部不适，均可以运用此三针。一则，借膀胱经导水湿下行。二则，引督脉之阳气上升，气化颈部的水湿。一利水湿，一气化水湿，两者结合，自然针到病除。

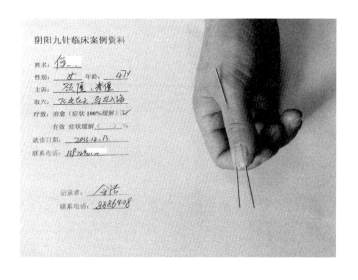

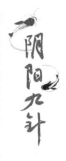

2. 腰痛针法

下图的用针方向，正好与上图相反，上图治疗重在颈部，此图针法则重在治腰部。很多患者腰部湿邪重，湿阻气机，清阳不升，倒行"导龙入海"，取其除湿升阳的作用。倒行"飞龙在天"，取其收敛浮散的阳气，使之回归腰部，恢复肾脏的气化功能，协助气化下焦水湿。很多肾炎患者，脉象上小下大，下焦阳气郁闭，化热伤及肾脏，而肾脏本身阳气又不足，这种腰部虚实夹杂的情况，最适合用此三针。

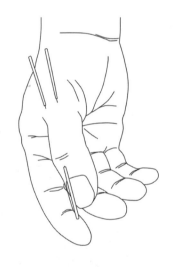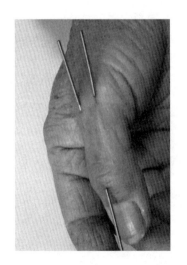

对上面两种针法的理解：

"飞龙在天"是引正气来攻邪气的，邪在上用正飞龙，邪在下用倒飞龙。

"导龙入海"是排邪气的，邪在上，则引邪下行；邪在下，则透邪外出。

另外，针之所过，气机通畅，寒热对流，血行加速，虚实互补，传统意义上的很多病证，都可以迎刃而解。

四肢疼痛的治疗

　　九针的九种针法，可以相互组合，这样组合起来的针法，效果远远胜过单一的针法，下面我们分享一个治疗四肢疼痛的组合针法。

　　下图的两针，进针是从掌骨之间，针尖指向腕关节的阳池穴。阳池穴，顾名思义，就是阳气汇集的一个池子。这两针的目的，就是将掌骨之间的阴性能量，向阳池汇集，在阳池气化后，再升发出来。

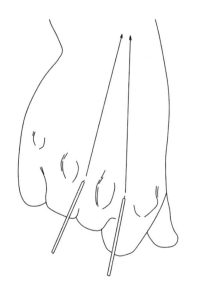
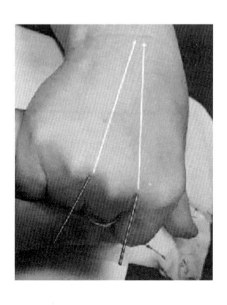

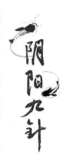

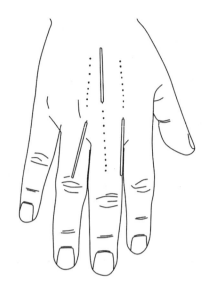 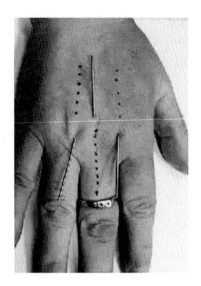

上图中间这一针，才是真正的治疗针，旁边的两针只是为中间这一针储备能量。

善补阳者，必阴中求阳，则阳得阴助而生化无穷。

此三针，就是阴中求阳，这样治疗四肢疼痛，效果就会比单纯扎中间这一针强很多很多。

大家再看看这张图，你是否会发现，前面的图中，中间那一针，是不是就好似这弓射出的箭，要想射得远，必须先拉弓啊！旁边的两针，不就是拉弓？明白这些，在运用阴阳九针治疗四肢疼痛的时候，别忘了：

拉弓射箭！

阴中求阳！

万能的组合针法

阴阳九针在使用过程中，大家会慢慢发现，所有针法都不是为了治病而治病，而是调节人体气血的循环，与其说是治病，还不如说是治人，体现在下面三个方面：

第一，阴阳九针很少会在患处进针，不是针对病灶下手。

第二，阴阳九针，每一针都是在讲调气血，调经脉，没有直接调病的。

第三，疾病千千万万种，九针就这九种针法，最初的设计，就没有去考虑针对哪一个病运用哪一个针法，只能说哪一类病，适合哪种针法。

这样的治病思路，不就是无为而治？

《道德经》云：治国爱民，能无为乎？我们中医，治病调神，能无为乎？阴阳九针遵循的法则，更接近于道家的思想，最近我常想，能否将《道德经》的智慧，用针法阐释出来？

下面介绍两个针法组合，我称之为"傻瓜组合"。

意思是说只要学好用好了这两个组合，很多病都可以扎，一个

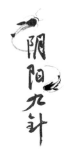

是治疗疼痛的，是治疗各种痛症的止痛针法；一个是调整人体气机，纠正气机逆乱的调气针法。

1. 止痛三针组合

飞龙在天 + 大叉穴（通天彻地）+ 鱼际穴

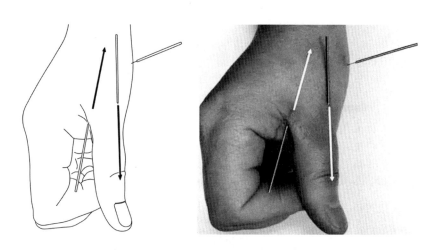

飞龙在天，升发督脉阳气，扎完此针，人体阳气将为之振奋。

大叉穴，通天彻地变化针法，能疏通人体冲脉。

鱼际穴，打开人体所有的关节。

这个九针组合将人体的阳脉之海和人体的十二经脉之海，疏通连接起来，构成体内大循环。循环建立的同时，疏通所有的关节，因为人体关节附近，是气机最容易郁堵的地方。

很多疼痛患者，无论哪里痛，都可以扎这三针，而且效果都还不错，有些起效快，有些起效慢，慢的就多留一会儿针。

2. 调气三针组合

飞龙在天 + 大叉穴（通天彻地）+ 秋风扫叶

此组合与上一组合，区别在于一个用了秋风扫叶，一个用的是鱼际穴。用秋风扫叶，是因为当今社会，人的思虑都太过，心神静不下来，脑袋始终处于一种虚亢的状态，配合秋风扫叶，给躁热如夏的心神，吹上一缕秋风，这样人心就慢慢静了下来。

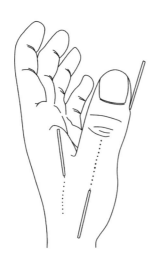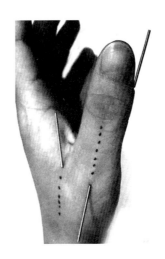

　　此针法当然也能止痛，但稍稍逊色于上一组合，可以说所有关节疼痛用第一个组合，其他所有问题，都可以尝试用此三针组合。

　　这两个组合，我在临床上至少通过上百例验证，疗效确实不错。

　　安全性高，疼痛指数不高，疗效稳定，值得大家研究琢磨。

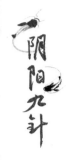

鼻炎的治疗

　　下面给大家介绍九针治疗鼻炎的针法，此法经临床反复检验，疗效确切，现分享给大家。

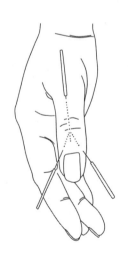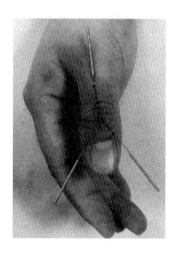

　　三针组合，正中一针为飞龙在天，升发督脉阳气。很多过敏性鼻炎，这一针就能缓解病情，因为督脉升阳作用加强，头部阳气充足，阴邪自然会气化，所以这也算是治本了。配合走督脉的药物，比如乌梢蛇、苍耳子、狗脊等，加强督脉的升阳作用，对治疗常见的过敏性鼻炎，效果很不错。

另外两针，可以理解为导龙入海，进针点相当于人体风池的位置，所以这两针也有驱风解表散邪的作用。

三针配合，一扶正，一驱邪，对颜面部的很多疾病都有帮助。

临床上遇到感冒鼻塞的患者，用此三针，常常可以起到立竿见影的效果。

但是鼻子问题，往往随着时间的推移，病情会越来越复杂，有的患者鼻腔已经有息肉，有的鼻窦已经化脓感染，所以单纯扎手上这三针，治疗时间就比较长。下面的这三针，系笔者临床中摸索出来，疗效显著，可以配合使用，提高临床效果。

中间这一针，从上往下扎，起点稍高于印堂穴，贴骨向下平刺，目的是引督脉之气下行至鼻！

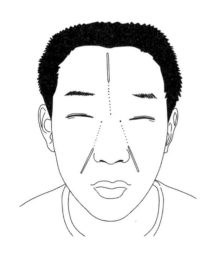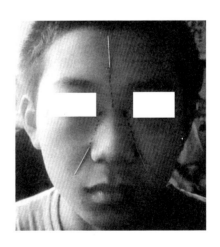

两边的两针，进针点略高于迎香穴，顺鼻两侧，针尖抵达目内眦的睛明穴，此穴为手足太阳、足阳明、阴跷、阳跷五脉交会穴。

这三针针刺到位后，基本上所有的鼻炎患者，都能当场见效！

注意几点：

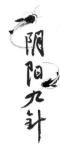

两侧这两针，所刺位置属于面部危险三角区，所以进针时一定要消毒进针点，用一次性的针灸针。

进针后平刺即可，找准起点和终点，一气呵成。

大家可以看看阴跷脉的循行图，正好经过腹股沟这一块，有很多患者不明原因的腹股沟处胀痛，上图中鼻两旁的两针，可以疏通阴跷脉，解除腹股沟的不适。对于女性输卵管问题和男性精索静脉曲张，凡是腹股沟处，阴跷脉所过的地方，上图中的鼻三针，就可以轻松解决。

脑洞打开，继续思考！

长期戴眼镜的人，眼镜的两个脚正好压在阴跷脉上，长期的压迫，会导致阴跷脉不通，这样的患者在腹股沟处，就会出现不适。

说得严重点，长期戴眼镜，也会导致输卵管不通，导致不孕啊！

换句话说，经常搓搓鼻子的两旁，用手提捏山根这个部位，你会发现，鼻子的问题，就这么解决了！

经常看见很多人愁眉苦脸，两眉之间，很少舒展过，因长期的皱眉，在两眉之间形成川字纹。这样的患者，以山根为中心的上下左右这块区域，气机是不通畅的。而目内眦的睛明穴，为手太阳、足太阳、足阳明、阴跷、阳跷五脉交会穴，另外山根还是督脉所过之处。在这小小的方寸之地，左右两边各五条脉加上中间的督脉，共十一条经脉汇集，能说不是要塞之地？

然而就是这个要塞之地，我们却常常以"愁眉苦脸""愁眉不展"来对待它，在这样的待遇下，这样的要塞之地，能不出现交通闭塞，气机郁堵？

笑一笑十年少，愁一愁白了头！

善待自己，从舒展眉间开始吧！

心绞痛发作的急救针法

在研究和运用阴阳九针过程中，于临床上悟得一套很快缓解心绞痛发作的针法，经过反复多次运用，疗效较佳，不敢私藏，望大家广为传播，因为这可以救人于顷刻之间。

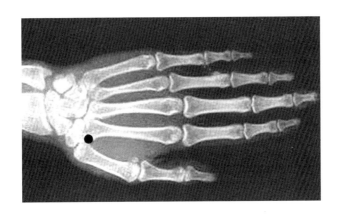

这张图的黑点部位，位于左手第一掌骨和第二掌骨的交界处，目前有人称为新合谷穴，针刺此穴，可以缓解左侧肩背部的疼痛，疗效立竿见影。

大家只要找到大拇指和食指，两个指头对应掌骨的交会处就是

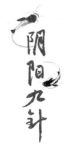

此穴。

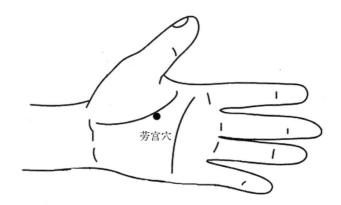

劳宫穴

　　图中的黑点为劳宫穴，按压或针刺此处，可以缓解左胸的胸闷、胸痛症状，取穴时可以握拳，中指指尖下就是此穴。

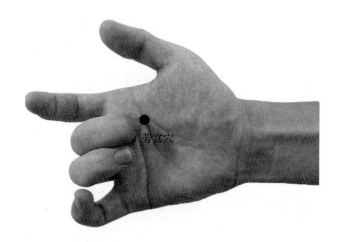

劳宫穴

　　冠心病心绞痛发作时，胸痛彻背，背痛彻胸，病人有濒死感，重时手足青至各个关节，如何能够很快缓解这个症状，大家的经验是服用硝酸甘油，或者速效救心丸等，我要讲的是针灸。

　　用 2 寸长的毫针，从新合谷穴（天门）处进针，针尖抵达劳宫穴，如果能够从新合谷透刺劳宫，就更好。这一针能够迅速将背部的能量直接调到左胸，迅速改变心脏的能量状态。这一针扎下去，很多病人当场就能缓解，见效很快，几秒钟就见效。

如果缓解不彻底，可以在中指的三个关节中央处用 0.5 寸的毫针斜刺，这几针可以打开胸轮，将胸中的寒气顺着中指释放出去，浅刺即可。

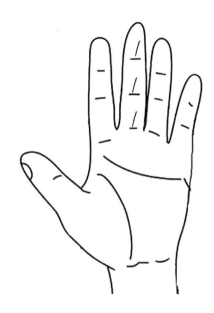

做完这些后，病人情况就稳定了，这时可以点上艾条，在病人的大椎穴灸十来分钟，温散病人背部的寒邪，同时借用针的作用，将艾的热量从大椎引到心脏，病人的不适大多数都会完全消失，病也好得差不多了。

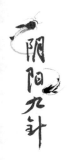

手上的能量开关

身体虚弱的人能扎阴阳九针吗？

很多人担心自己身体太弱，针刺时调动自己体内的气，导致气不够，出现身体不适反应，其实这个问题我们已经解决，只是在谈九针针法的时候，没有系统交代过，这里特开题交代：身体弱，阴阳九针也可以扎！

我们每个人手掌有五块掌骨，两两掌骨基底部之间，都有一个点，如下图中所示的灰点，共有 1、2、3、4，四个点，每一个点，都可以通过针刺后激发人体的潜能。除非人体已经自然衰老，接近生命的终点，一般情况下，针刺这四个点，可以很快恢复人体的阳气，而且每个点负责的区域还不同，为了便于统一传播，我们将这四个点姑且称之为阳气开放的门户。

1 号：天门，可以为心胸、肺、头提供阳气。

2 号：合门，基本同于天门，但作用部位比天门低些，主要为胸腔和上肢提供阳气。

3 号：人门，可以为中焦脾胃肝胆和腹部提供阳气，此点作用范围最广。

4 号：地门，可以为盆腔和双下肢提供阳气。

当心脏不好，胸闷，头昏，脉迟缓无力，可以扎天门和合门；当双上肢乏力，疼痛，脉迟缓无力，可以扎合门。

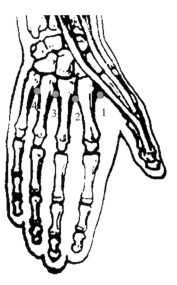

当胃寒，腹部发凉，腰痛，脉迟缓无力，可以扎人门。

当小腹冷痛，双下肢乏力，脉迟缓无力，可以扎地门。

如果患者表现一派阳虚气虚，切脉时，脉弱无力，可以四个结点同时扎，这样扎也很安全，不用担心。

扎针时选择 2 寸左右的针，直刺即可，针尖抵达掌面，但不必透过皮肤。扎完针后再切脉，你会发现脉象变了，患者好像吃了红参和附片一样，阳气正在迅速恢复。

如扎针后脉象变化不明显，说明患者体内阳气已衰，就不要再用针调，直接用艾条灸关元、足三里、命门等处，尽快补充患者体内的阳气。

临床上遇到很多慢性病，可能周身都不适，这时用阴阳九针，也很难切中要害。久病多虚，如果切脉时，脉象表现为较弱，也就是按时血管跳动没劲，这时可以照上图扎上四针，男左女右，等待阳气恢复，自己修复自己，扎上几次之后，病情自然会有所好转，这时再用九针来收功。

兵马未动，粮草先行！

这四针就是储备粮草的！

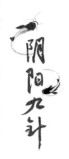
手上的能量循环

阴阳九针在运用过程中，尤其是留针时间长的时候，扎针的这只手会温度越来越低。

这是因为扎针调动了手上的能量，导致扎针的这只手能量不足。

有时两个手的温度还差异很大，遇到这样的情况如何处理？

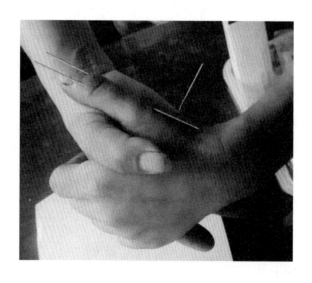

大家看看上面这张图，如果留针时间过长，可以让患者两个手

的劳宫穴对劳宫穴，交握在一起，这样左右手之间的能量可以流动，人体的上肢，就建立了一个循环，气血流行往来，生生不息，不仅效果很好，而且扎针的这一只手，温度也不会低！

如果两个内劳宫不好贴在一起，用内劳宫托外劳宫，也可以起到很好的效果，如下图：

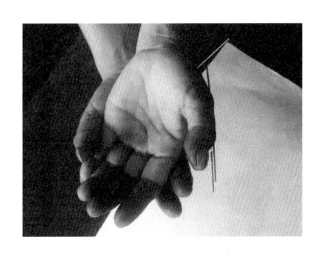

两个手这样叠加起来，左右手之间的能量可以传递，借助人体的上肢，形成一个循环，这样人体气机循环往复，生生不息，治疗效果较好，而且也不会有调用气血过度，导致手发凉的表现。

在用针过程中，如果针感太强，可以用另外一只手，轻轻在皮肤上沿针尖推向针根，收敛一下气机。

如果针感不强，效果不明显，可以用另外一只手，轻轻在皮肤上沿针根推向针尖，加强一下气机的运行。

九针操作过程中很多看似很复杂的问题，只要大家稍稍用心，都可以轻松解决。

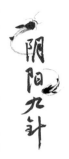

手掌中的三脉

　　阴阳九针通天彻地这一针，大家使用频率比较高，它也确实能解决很多问题。这一针有很多变化，参加过九针培训的同学基本都听我讲过。下面与大家分享一个新的扎法，希望能帮助更多的人。

　　通天彻地的取意是通过扎大拇指，从上向下打通人体的冲脉。如果扎到位了，的确对疏通冲脉很有帮助，这一点不仅一些病人可以感受到，有一些修行的人，也切身体验过。

　　佛家讲三脉七轮，三脉除了中脉（冲脉），还有左脉和右脉，通天彻地能不能疏通左脉和右脉呢？如果可以，又从哪里进针呢？

　　带着这些疑惑，我作了不少探索，终于找到了，针法用好了，效果还真是很不错的。

　　进针点：位于第二掌骨的中点，稍靠向第一掌骨。

　　进针路线：进针后，针体穿过整个掌面，针尖抵达第五掌骨的中点。

　　选针：依据患者的手掌大小，针的长度不完全一致，我一般选用 3 寸的针，粗细为 0.35mm，基本上可以满足临床需求，有时稍嫌短一点，4寸足以。

行针：进针后不必行针，只要针到目标位置即可，也不用担心得气与否。

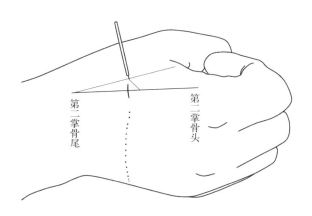

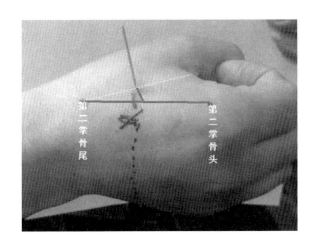

治疗范围：

扎左手调左脉，患者左侧身体不适，如胁痛，胸闷，乳房胀痛，左侧少腹不适，均可以起效。

扎右手调右脉，患者右侧身体不适，如肝区胀闷，胸闷，乳房胀痛，右侧少腹不适，均可以起效。

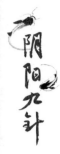

　　此针法疼痛指数并不是很高，基本上都能接受，在进针过程中，要把握好角度，不然进针一半，就容易刺到其他掌骨上了，这时需要后退，调整方向，再行进针；有时因为角度不对，针尖抵达的位置不在第五掌骨中点，也需要退出来调整方向，再行进针。

　　此针相当于从人体的肩井穴透刺涌泉穴，稍稍看过针灸学的都知道，这样的透刺，在人体是无法实现的，但我们通过手，借助全息理论，可以实现这样的透刺，透刺后，半身的气血都会为之震荡，很多小的郁结，可以很快散掉。

　　胆绞痛发作时，肝脏疾病，肝区不适，可以试试此针！

　　凡是半身不适，或胀，或闷，或牵扯痛，都可以试试此针。

🌀 虎口里的智慧

我们每个人的手都有虎口，虎口即大拇指和食指之间位置，为什么称为虎口呢？这个问题很有意思，难不成真与我们的口有关？

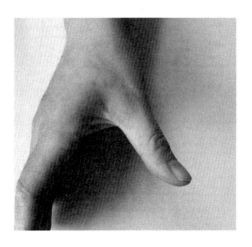

再比如我们的脚脖子和手脖子，真的就与我们的脖子（也就是颈椎）有关？

当我们将两个大拇指指尖相连，食指指尖相连，虎口对虎口，就会发现，正好构成了一个口，大拇指与食指间赤白肉际处，正好

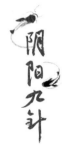

对应我们的两个嘴丫，第一和第二掌骨的交界处（天门穴），正好对应我们的下颌关节，大拇指的相对运动，好似口的一开一合！

按照上述推论，遇到患者口角炎时，左侧患病，浅刺左侧大拇指与食指间赤白肉际处；右侧患病，浅刺右侧大拇指与食指间赤白肉际处；两侧同患，则两手同刺，发现效果真的很不错。

按照上述推论，遇到下颌关节炎的患者，左侧患病，则针刺左侧第一和第二掌骨的交界处（天门穴）；右侧患病，则针刺右侧第一和第二掌骨的交界处（天门穴）。

取效迅捷，立竿见影！

那么牙痛呢？面口合谷收，其实单用合谷穴就能治疗面部的许多疾病，牙痛自然是可以治的，关键是借用这个全息思维，我们可以定位到每一个牙齿的部位，在这个针对性的点，进行治疗，效果自然更好。

一个是全息，一个是传统针灸，两个理论思想完全融合！

借用九针的理论体系，大拇指既可以对应整个脊柱，也可以对应颈椎，配上食指对应上肢。从前面来看，大拇指与食指间赤白肉际处，就好似天突穴；第一和第二掌骨的交界处，就好似会阴附近，因为按照全息理论，四肢与人体躯干的对应关系，是四肢的远心端对应躯干上部。

按照这种推论，那么咽喉肿痛，在大拇指与食指间赤白肉际处进针，浅刺就可以治疗。

如果胸闷，在大拇指与食指间赤白肉际处进针，直刺稍稍深一点，就可以治疗。

如果胃胀，在大拇指与食指间赤白肉际处进针，直刺达到平第二掌骨中点的位置，也可以治疗。

如果是会阴部的问题，在大拇指与食指间赤白肉际处进针，直刺达到第一和第二掌骨交叉点的位置，就可以疏通气机。

这一路深入，一路直刺下来，与九针的通天彻地相比，不就有相同功效？

我就这样一边临床实践，一边思考，结果与我想的完全一致，有时甚至可以代替通天彻地这一针，这也从另外一个角度说明，冲脉在人体的对应也是处处都在，比如我们将一个骨头来做全息对应分析，骨髓腔就是这块骨头的冲脉，中医理论的冲为血海，西医理论的骨髓具有造血功能，两者理论体系通过全息，完美地阐释清楚了。

通过反复的思考和临床实践，我将"从大拇指与食指间赤白肉际处进针，针尖抵达第一和第二掌骨的交界处"，定义为通天彻地的变化针法，也称为通天彻地，都是调整冲脉的。

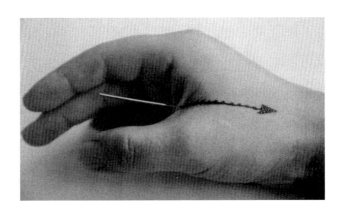

后来同朋友聊天，才得知左常波老师将此定位大叉穴，也是用于调理冲脉，在此之前，我尚未听说和了解过大叉穴，不由得感叹，大道相同啊！

我理解的通天彻地变化针与左常波老师的大叉穴有没有差异呢？

　　由于人体左右两只手，对应两个进针部位，如何才能起到最佳的效果，才能真正地疏通冲脉？借用全息理论，大拇指才是最靠近人体正中的，所以"大拇指与食指间赤白肉际处"这个进针点，应该越靠近大拇指越好，越能接近于冲脉。这与大叉穴有别。

　　另外，左常波老师将大拇指和食指看作人体的两条腿，大拇指与食指间赤白肉际处，相当于人体的会阴部；而我则认为，大拇指对应颈部，食指对应上肢，大拇指与食指间赤白肉际处，相当于人体的天突穴。

　　我们两人的理解，在身体对应点上，正好上下相反，但都能扎出很好的效果，这也说明人体是个太极，上即是下，下即是上，气机上下循环，治病取两端而已。

　　在用针上，左常波老师用细的毫针，调气。而我则用粗针，直径在 0.3mm 以上的针，起到疏通冲脉的作用。

　　这个通天彻地的变化针法，与正统的九针之通天彻地相比，疼痛感小一些，患者可以很容易接受，但在疏通冲脉的力量上，则稍稍逊色于通天彻地。

九针发微：论"冲"

道德经第四章：

"道冲，而用之有弗盈也。渊呵！似万物之宗。锉其兑，解其纷，和其光，同其尘。湛呵！似或存。吾不知其谁之子，象帝之先。"

这段话的意思是说，大"道"空虚无形，但它的作用又是无穷无尽。深远啊！它好像万物的祖宗。消磨它的锋锐，消除它的纷扰，调和它的光辉，混同于尘垢。隐没不见啊，又好像实际存在。我不知道它是谁的后代，似乎是天帝的祖先。

这段话应该很重要，但从目前很多解释来看，就成了对大道的感叹，这些感叹对修行没有指导意义，对道的理解，也是含含糊糊，所以我认为断句有问题，应断为如下：

"道，冲而用之，有弗盈也。渊呵！似万物之宗。锉其兑，解其纷，和其光，同其尘。湛呵！似或存。吾不知其谁之子，象帝之先。"

将"道冲"，变为"道，冲而用之"！

因为道存在于宇宙万物之间，无处不是道，只有"冲而用之"，

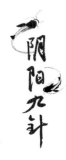

才可以将道的用理解得更具体。

"冲"究竟是什么意思呢？

大家可以查查，关于冲的解释如下：

1．用水或酒浇注，水撞击：～茶。～剂。～洗。～荡。

2．向上钻，直上：～腾。～入云霄。

3．破解不祥：～喜。

4．空虚，谦虚："大盈若～，其用不穷"。～挹（yì）。谦～。

5．幼小：～昧。～弱。～龄。

6．方言，山区的平地：韶山～。

7．通行的大路，重要的地方：要～。首当其～。

8．不顾一切，一直向前：～锋。横～直撞。

9．猛烈地撞击：～力。～突。

10．收支账目互相抵销：～账。

11．情感强烈：～动。兴（xìng）～～。

12．太阳系中，除水星和金星外，其余的某一个行星运行到与地球、太阳成一条直线而地球正处在这个行星与太阳之间的位置时称"冲"。

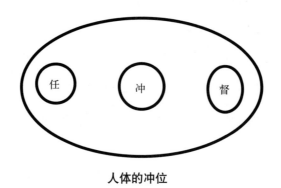

人体的冲位

我想看完这些注释，你就会发现，真正与《道德经》相符的，就是最后一个解释，地球处在太阳与行星之间的位置，为冲位！

冲字，两点为阴阳，中间即是冲！

在人体，前为"任脉"，后为"督脉"，中间的位置，称之为"冲脉"！

道家和佛家都非常重视冲脉，修行上又将冲脉称之为中脉！看到冲，想到"冲位"，想到"冲脉"，那么再来看《道德经》第四章，你就会发现，老子道出了天地的秘密，人体的秘密！

我们再来看《道德经》四十二章："道生一，一生二，二生三，三生万物。万物负阴而抱阳，冲气以为和……"

阳亲于上，亲于外；阴亲于下，亲于内。两者原本处于分离之势。但要将阴阳二气调和起来，这样阴阳交合，才能化生万物，长养身体这个小宇宙，冲气是如何以为和的呢？

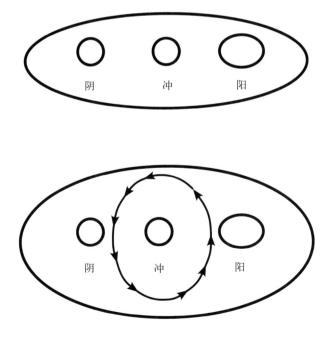

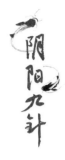

冲气的旋转运动，导致人体阴阳二气的相互交融，最终才能化生万物！大家再看看下面这张星云图，就明白老子说的"冲而用之"，是什么意思了！

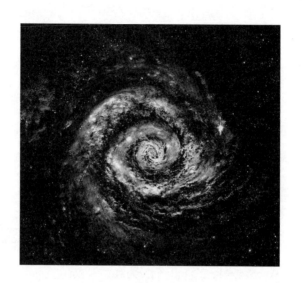

看完人体，看完宇宙，我们再看看我们熟悉的太极图，是否脑洞打开，原来太极图的形成，离不开冲气，太极就是描绘出一个冲气的状态，和的状态！

"太极"就是"和"的描述啊！

那么"冲"重要吗？

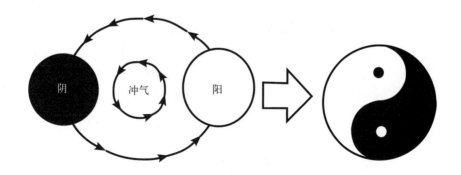

非常重要啊，如果没有这股冲气，这股冲劲，人体阴阳不能调和，宇宙万物不能长久。明白了冲的意义，再来读读《道德经》第四章，我们就可以感受到老子在本章就是在描述，道在冲位的作用和特性！

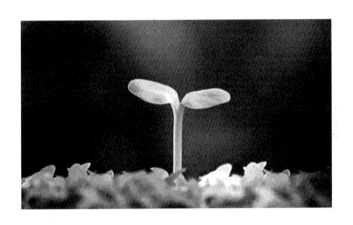

这颗豆芽菜的正中央，不就是冲位？

那人体的冲气在体内运行，我们通过什么可以感受到呢？

内有其形，外必有其象！

看看我们头顶上的旋，这个旋多么像银河系啊！

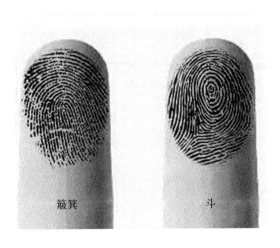

簸箕　　　　斗

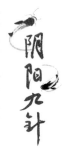

　　再看看我们手指上的螺纹，世界真的很奇妙，答案其实也很简单啊！是不是感觉银河系就在我们身体内！

　　我们经常听到中医说：上热下寒、本虚标实、阴阳失调、气血不合、表寒里热……所有这些归纳起来，就一个词：失和！

　　为什么失和？让人体阴阳调和的东西是什么呢？

　　冲气！冲气以为和！

　　不光是人，天地万物都需要冲气来调和阴阳！

　　因为：万物负阴而抱阳，冲气以为和……

　　说到这里，我想强调一下，重要的事情说三遍：

　　冲气很重要！很重要！很重要！

　　如何利用针灸来调冲呢？

　　我真想站到银河系的正中央，好好地扎上一针！

　　调调宇宙的冲脉！

九针发微：冲脉

　　前面谈到冲字，可能会有朋友提问，生活中的冲气在哪里？

　　我考驾照的时候，就感觉到，车的油门是阳，刹车是阴，离合就是冲！

　　一个家庭，男人属阳，女人属阴，小孩就是冲！

　　任何事物，前进的一方，主动的一方，属阳；

　　抑制前进的一方，主静的一方，属阴；

　　而调和这一动一静两股力量的，就是冲气啊。

　　没有这股冲气，动静两方就会常常处于对立面，所以调和很重要！

　　冲气在人体中运行，有一条特殊的脉，称为冲脉。冲脉为十二经脉之海，十二经脉有六条阳经，六条阴经，所以后天的阴阳二气均汇集于此经，况且冲脉也属于奇经八脉之一，也运行先天之气。想着冲脉的这些功用，我常常在心里叨咕，它在人体应该是何等重要啊！但我们临床上很少关注它，如果这条经脉研究不彻底，中医理论就无法上升到新的台阶。那么为什么中医研究冲脉不多呢？

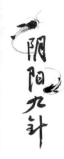

　　这里面有个问题，就是这条经脉在人体体内运行，没有穴位可以供针灸医生来用，中药的归经理论，基本上没有讲明归冲脉的药，导致多年来临床上无法用冲脉来调病，也不知道该如何去用。理论的落后，导致临床实践的落后！

　　道家和佛家虽然对此脉有研究，但大多都是自己修行证的，无法让临床医生实践，而且他们证出来的，常常被容易理解为玄，这些偏于玄学的东西，在临床中来推广，自然受到质疑。

　　我曾在微信中专门讲过橐龠，即风箱，谈到人体的活塞，人体的活塞是膈！

　　推动橐龠的是什么呢？是推风箱的手啊！没有手这个动力来推，活塞会动吗？

　　活塞是死的，手是活的！

　　推动膈上下移动的是肺。肺一开一合，推动膈上下移动。在道家修炼中，呼吸很重要，呼吸快称为武火，呼吸慢称为文火，就好比推风箱的手一样，推得快火力大，推得慢火力小。

　　会调呼吸的人，冬天腿脚发凉，只要调整呼吸，用不了一分钟，脚就发热了，这里面的功夫，就是看你能否通过呼吸，将气调到脚上，能调过去，几下就发热了！而且还不能一直用武火，用武火过了，脚还会发烫！

　　可以说肺的开合是人体内后天之气的原动力。那么肺是如何带动后天之气的呢？

　　我个人体会是：呼气时，胸腔变小，推动膈下行，推动中焦胃气下行，加速中焦脾胃的运转；

　　深吸气的时候，胸腔扩大，膈上移，脾气上升；

　　一呼一吸，带动膈上下移动，推动脾胃运转，化生后天之气，借冲脉运行，濡养全身。

临床上遇到几例身体消瘦的患者，总感到中焦有一股强大的吸力，在胃脘部向内向后吸，而且吸力非常强大，很难受。这样的患者身体多消瘦，平时多思多虑，思虑伤脾，脾胃虚弱，通过调补脾胃，这种向内吸的感觉就会消失。

临床上还有一类人，腹胀，肚子很大，感觉中部气向前顶，导致肚子越挺越高，切脉时发现肾精不足，通过补肾通便，肚子就内收了！

肾和脾胃，刚好是一对，一前一后，产生两股力量，两股力量稍稍错位，就会产生强大的旋转力量，就好比冷热空气对流，形成龙卷风一样，这两股力量的对流，形成一股强大的力量，脾胃的力量促进气向下行，肾气的力量促进气上行。

看过龙卷风的人都知道其威力巨大，其实人体冲气上行和下行的力量也非常强大，入静到一定的层次，人就可以感受到，它的力量足以将人推动，为什么平常人感受不到呢？因为身体有很强的保护机制，这套保护机制时刻让冲气缓慢上升，缓慢下降，这就是冲脉中的冲脉——七轮。

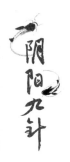

九针发微：七轮

"七轮"这个话题很玄，很多人不愿意谈，谈对了可以说是泄漏天机，如果谈错了，可以说是误人子弟，谈不谈都是错，所以我只能从临床医生的角度，从自身实践的角度来谈。

前面谈到，冲为血海，冲脉为十二经脉之海，冲脉又属于奇经八脉，走先天之气，这条道既有后天阴阳之气，又有先天之气，可以说是人体最特殊的地方。

督脉和任脉属于奇经八脉，运行的是先天之气，但人体十二经脉的阳经均与督脉交汇，人体十二经脉的阴经均与任脉交汇，通过任督我们可以感受到，后天之气可以补养先天之气，先天之气也可以补养后天之气。

人体的七轮，除顶轮和海底轮，剩下五轮，这五轮分布在冲脉的不同部位，他们各自产生冲气，相当于旋涡，将冲脉之中的气分离出来，阴分归于任脉，阳分归于督脉，再由任督与十二经脉相连，分别输送到相关的脏腑，通过不断地分，冲脉上行到头部的力量就小了很多。

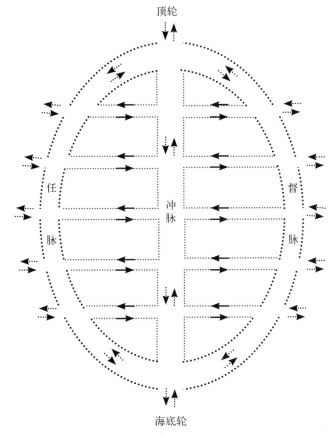

顶轮

任

督

冲
脉

脉

脉

海底轮

冲脉脉轮与任督脉关系图

看完上面这张图，其实就可以感受到，七轮就好比一个分离器，这些分离出的物质，都属于能量层面的，就好比宇宙黑洞里面的世界一样。

如果人体的这些能量分离器（七轮）出了问题，身体得不到从冲脉分离出来的能量，自然就会生病，只要找到了这些轮的对应点，是不是就可以解决问题呢？

那么人体的七轮在身体上有哪些表象呢？

我发现五指的螺纹与七轮中的五轮有密切关系，比如通过用毫针针刺食指的螺纹中央，可以调节喉轮的能量输出，对于咽喉肿痛

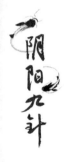

可以起到很好的疗效。喉轮与肩胛在同一水平，针刺食指的两侧，相当于商阳穴的位置，配合针刺食指螺纹，治疗肩周炎，很多患者可以起到立竿见影的效果。

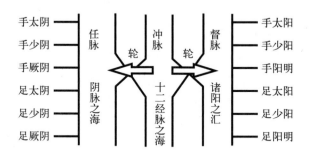

针刺中指螺纹中央，调节胸轮的能量转换，治疗胸闷胸痛，疗效神奇。

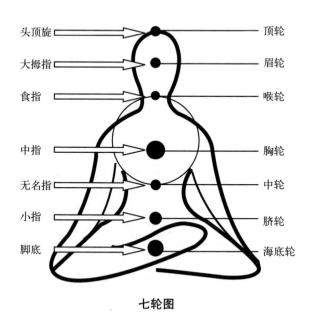

七轮图

针刺中指螺纹，配合内劳宫透外劳宫，治疗脉象双关郁滞的患者，立竿见影，可以作为特定脉象的特定用针之法。而这种双关郁滞脉象对应的疾病太多了。

针刺小指的螺纹中央，调节脐轮的能量转换，治疗腰痛和腹痛。

越用越神奇，依据脉象，可以扎右手大拇指的螺纹中央，来个天一生水，补人体内的肾水，右手尺部下陷的脉当下恢复！

也可以同时扎大拇指和小拇指的螺纹，来治疗肾虚腰痛！

这样用针治病，一旁坐诊的学生，越看越糊涂，等我讲完了冲脉和七轮之后，他们才恍然大悟，看着这手指尖的五轮，可以笑称五轮针法了！

一切皆有可能，七轮就在你的针尖！

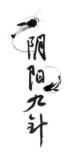

阴阳九针运用要领

第一条：勇于实践

实践是检验真理的唯一标准！

再好的治疗手段，如果不去实践，永远不会体会到其中的精髓，只有反复的实践，反复的检验，才能不断地完善它。

与其临渊羡鱼，不如退而结网！

从自身做起，从家人开始，用心，用这套简单易行的方法，去改变你所见到的病状，从中收获到经验和信心，促进自己一天天成长。

第二条：从术做起

无规矩不成方圆，先从术方面入手，找准对应点！

学习阴阳九针，先要熟悉前面所讲的基础知识点，反复学习记忆。遇到患者，首先想到对应的针法是什么？进针部位是什么？分析清楚之后再用针，不要贸然下针。

万丈高楼平地起，从每一粒沙石开始，熟悉了，自然就能生巧。

第三条：调理升降

气机的升降出入，是人生命活动的关键，升降息，出入废，则生命立危。

用药的核心是调理升降；用针的核心也是调理升降；按摩导引的目的，还是调理升降。

通过我们能够运用的手段，恢复人体逆乱的气机，让升降出入，回复到正常的状态，看似与治疗无关，其实是站在高的层面，调理人体的疾病。

阴阳九针的核心思想也是调理人体气机的升降出入！

第四条：学会调神

范进中举的故事，大家都读过，当范进得知自己中了举人之后，一下子喜疯了，是如何治好的呢？

是其岳父使劲地打了他一耳刮子，将其唤醒的，这就是调神。

通过调神，可以让患者很快康复。

古代历史上有很多精彩的医案，就是通过调神来治病的，被人们广为传诵。

上工守神，下工守形！

学会调神，是学习中医的技巧，也是运用好阴阳九针的重要技巧。

我们在扎针过程中，常常会感到痛，很多人怕痛，其实痛也是调神的方法之一！

痛则神归之！

当患者因扎针而痛的时候，脑子里就不会再想着股票，想着赚钱，人神就会回归到体内，心也会宁静下来。

带针活动病灶！

当患者扎针后，让患者慢慢活动患处，体会患处病情的变化，看似是件小事，其实在体会病情变化的过程中，患者的心神已经回

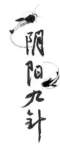

归了，神已经到达了病灶处，当神到达病灶处的时候，体内的气血，体内的正气，都会汇集到患处，病情自然得到好转。

轻轻地拍打病灶！

对于可以活动的四肢和躯干，在留针期间，带针活动，可以起到调神的作用；对于脏腑的病变，可以用手掌轻轻叩击患处，引气至患处，患者也许要凝神关注患处的变化，这也是调神之法。

询问患者病情的变化！

对于容易走神的患者，留针和运针的时候，反复询问患者病灶处的变化，"还疼吗？好些没有？"看似很简单的一句话，患者在回答之前，会体验病灶处的变化，这一个体验的状态，就是神回归病灶的状态。

调神看似神秘，其实就在你的一念之间！

第五条：学会感悟

知识是可以学会的，智慧是永远学不会的！

这个社会，我们发现大多数人缺的不是知识，而是智慧！虽然读了很多书，学了很多知识，但是就是不会用，而且还是越学越死，思维僵化。

学好中医，必须要有智慧！

读经可以开智，每日诵读清静经，让心神清静，多生智慧水，自然就能感悟大自然，感悟人生。

天人相应，取类比象，是学习中医的重要方法，同时它也是运用好阴阳九针的重要方法。

要运用好取类比象，就需要有智慧，要有智慧，从读经开始吧！

第六条：借术入道

术是有限的，道是无穷无尽的！

治疗疾病的方法是有限的，而疾病是无穷无尽的，用有限的术去化解无穷的病，总是不能十全十美的，唯有用道来指导，在道的指引下，才可以化繁为简，才可以感受到中医之大美。

参悟天地造化，借术入道，以道驭医，大道至简。

　　一切有为法，如梦幻泡影；

　　如露亦如电，应作如是观。

九针也只是改善病人的痛苦，不能改变患者的命运，因此告诫所有患者和研习阴阳九针的人员，多积德行善，造福苍生，自有正能量汇集，命运自会改变，不向外求，向内求！

不要神话阴阳九针！

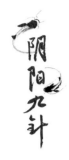

阴阳九针修习告诫

阴阳九针在推广过程中，有成千上万的人运用过此针法，起效很快，反响强烈，有些问题在这里同大家阐明一下。

1. 不信者不要学

此针法可以说是费了本人很多心血研究整理出来的，整个思路依据道家的思路用针，也算是道家针法，已经不属于传统意义上的针灸了，所以只有针法、针理，没有穴位，如果你彻底明白了，无处不是穴位。

自古道不轻传，这次传出去的原因，是我曾经发过愿，希望促进中医发展，看过的人，只要有百分之一能够把握到精髓，我就知足了。

2. 要学就静下心来学

很多人根本就没有仔细看前面所有的文章，急急忙忙地开始用针，四处询问，人心浮躁，如何学好最精深的东西？这样的人注定是看热闹的一群。

3. 想学就要有牺牲精神

别害怕疼痛，只有自己扎过针，你才知道什么叫针感，什么叫效如桴鼓，时时守在手机前，不敢用针，担心这担心那，啥也学不到。

与其临渊羡鱼，不如退而结网！

4. 多读清静经

阴阳九针的整个理论体系，可以说是一夜悟通的，这得力于平时的背诵清静经。不读经，心浮躁，看问题一步都看不下来，谈什么调理患者气机呢？更别谈用针通神了。

5. 尊重这套针法

你可以不学，也可以不关注，但请尊重这套针法，因为它是有使命的。

手是人体沟通宇宙的桥梁，阴阳九针是可以接收宇宙能量的。

大家看看佛家和道家的手印，想想为什么会有这些手印？

好好看看你的这双手，看看手上的每一个纹路，思考他们在说些什么，虽然你一时看不懂，想不明白，但要相信，你的手并不像你想得那么简单，宇宙在乎手啊！

阴阳九针通过上万次的临床检验，是很安全的，但是操作过程中也要遵循一些基本的原则，比如：扎针时要消毒进针部位；针刺时如果医生手未消毒，尽量不要碰到针体；使用一次性的针，防止患者之间交叉感染。这些都是基本常识，大家注意就好了！

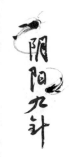

附：学员心得

（一）

大道至简！

余师的阴阳九针简单易行，上手很快，见效显著。对于热爱中医的小白来说，是个能快速树立疗效信心的法门。对于已经入门的中医师而言，是个针药并行，标本兼顾，能快速让患者减轻痛苦，并能积极配合治疗的绝招。

阴阳九针是将全息、中医、道修法门，合而化之的一种创新针法。

大至须弥山，小如介子，世间万物，无不法道而行。取类比象，无论大小，阴阳之道，有迹可循。故大拇指上的冲任督脉与先天气同气相求，相互感应，而变化出九针，乃至百针……

作为一种高度概括，不着于相的针法，在术的层面，还是要遵循下面几点规则：

1. 男左女右代全身。

2. 四肢四指拇指身，四肢须交叉，躯干相对应。

3．上中下，浮中沉，天人地。

4．屈对屈，伸对伸，侧对侧，中心对中心。

5．前后各有阴阳路，正中一道贯全身，三枝本为一处起，一气通达化三清。

初学九针，还是要多实践，多体验，量变在升华为质变之后，阴阳九针就不止九针，即可得心应手，生出无穷变化。

九针提纲如下：

1．通天彻地（变式：大叉穴）

通冲任，交通上中下寒热虚实。可配七轮与青筋诊治。血液系统病，体腔内闷胀病。针对内科病、疑难重病。

2．飞龙在天

通督升阳（左脉寸＞关则用此针）。

3．导龙入海（飞龙在天的两侧＝膀胱经。变式：中指掌骨两侧向阳池）

除水湿，扶肾气。

4．亢龙有悔（第一针的上部）

引阳入阴，交通督任（搭鹊桥）。脉：实而有力，双寸亢达鱼际。

5．天人合一（针螺过节，第一针的前 2/3）

交通上中。

两胁痛，鱼际＋天人合一。

6．针通人合（关节处约 1 寸，第一针的中 1/3）

通冲任中焦。脉：右关郁大。

注意点：细针；病轻或皮肤病浅刺。

（以中治中治胃病：脾胃胀立效，针右合谷，用力点刺骨膜十来下）。

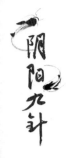

7.春风扶柳（指侧）

疏肝解郁。

注意点：细针，轻柔。脉：左关异常者。（忌：肝阳上亢之两侧偏头血管跳痛者）。

8.秋风扫叶（指侧）

镇肝息风。脉弦硬，左脉上达鱼际。

9.海上明月（第一针的下1/3，反向。变式：从掌根大陵入针）

男女科，下腹胀痛。（补注：髋关节及腹股沟问题找"髋关节"或"臀部"）。

应用九针最多的是腰肩四肢疼痛，按照九针方义，效果立竿见影；针对胃胀、肝火之类，效果也是比较明显；治疗感冒效果不明显，那是我第二次用针，应该是有些拘束而致，现在下针已经有些了然于胸，不再那么慌张了。用得越多，体会越多，每一次用心地去针，都有一些新的感受。

从一个第一次扎针手指颤抖的新手，到边念清静经，边给自己从容下针的受益者，再到给亲朋好友解决一些疾病痛苦的中医实践者，真的感恩余师的传授。所谓大德不德，此之谓也。

（总结借鉴了蓝传恩师兄的大部分文字，因为我觉得蓝兄概括的提纲无出其右，所以直接借鉴引用在总结中了。感恩所有传道授业的大德！）

山东青岛　尹学涛
2016年7月

（二）

余师公布九针已月余，在这段时间里，应用九针治疗患者百余例，这套针法对自己触动颇深，心里所想，临床所用，总结如下：

1. 初识九针神奇

刚学九针不久的一天上午，病号有点多，有两名腰痛患者，年龄都80岁以上了，不小心闪了腰，走路都得人扶着。我说，扎个针吧，不用做检查了。老大爷一听不用做检查都特别高兴，两人都用了飞龙在天，再加上二三掌骨间的腰痛穴，扎完我就继续看别的病号了。让我没想到的是，几分钟后，两位老大爷告诉我，腰不痛了，我又留针半小时，起针后老大爷不用人扶，自己就走出去了，留下目瞪口呆的我，说实话，我自己绝对没想到效果会这样好。九针的神奇还在继续，一位老大娘生气后头疼，脉象上左关郁得厉害，给予秋风扫叶针法，头立马不疼了。一位需要给孩子喂奶的妈妈因4天没大便来开泻药，自己都知道用泻药不好，脉象上右关郁，感觉是中焦不通所致，我说给扎个针吧，这个没有副作用，给予通天彻地一针，再给鱼际穴来一针，十几分钟后，患者说了句，有想去厕所的感觉了。这样的案例还有很多，九针的神奇疗效彻底把我给征服了。

2. 应用九针于急诊

最近天气热，胃肠炎的患者多了起来，一天晚上夜班，一位有癫痫病史的患者因呕吐、腹痛被村里的乡村医生送来，患者一直呕吐不停，陪同的只有患者几岁的儿子。我一切脉，发现整个脉势是往上走的，立即行通天彻地针以引导气机下行，并行余师视频中教导的胃病针法，效果是立竿见影的，患者呕吐、腹痛症状几分钟后就消失了。

今天早上一位小姑娘肚子痛、腹胀、呕吐来诊，腹部触诊时腹

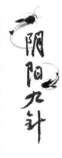

肌是紧张的，一问没有大便，也没有排气，痛吐胀闭都全了，腹肌还紧张，立马往肠梗阻考虑，可放射科没人上班，没法透视，还是九针吧，通天彻地一针，十几分钟后，患者去厕所大便了一次，腹肌也不紧张了，虽然还是腹痛，但这时我已经放心了，一片颠茄片，就这样解决问题了。要是没有这一针，估计还得折腾好长时间。

还有一例印象特别深刻的，患者就是我自己。因为贪凉，吹空调，冰镇啤酒，凉拌菜，洗澡时水温度也有点低，结果到了晚上 12 点，违反了天道规则的我就受到惩罚了，三伏天里盖上三层被子还觉得冷，寒战，发烧到 39℃，呕吐，腹胀，药都喝不下，一喝就想吐，感觉自己中焦出问题了，给自己来一针吧，那时身上已经没劲了，扎通天彻地，就这一针，5 分钟后呕吐、腹胀消失，20 分钟后体温 38.2℃，50 分钟后体温 37.6℃，整个人活过来了，没耽误第二天早上上班。

以上 3 例仅仅是通天彻地的应用，期待九针同修们分享自己在急诊方面的心得。中医的急救目前尚不被社会大众所接受，九针疗效神奇，起效迅速，或许可以在中医急诊急救方面大放异彩。

3. 九针的社会意义

第一方面，在应用九针这一个多月的时间内，有几位要求住院的患者被我拒绝收住入院了，其中有几位腰痛患者，生活质量受到影响了，要求住院理疗，输液，我给的治疗方案都是先针灸一次看看，不行你再来住院。飞龙在天，加导龙入海，还有 2 个腰痛穴，患者针一次后症状立马缓解，几千元的住院费用就这样省下了。还有一位贲门炎的患者，因为吃不上饭、腹胀要求住院，一针通天彻地，患者当时就感觉腹部舒服了，中午回去吃了两个蒸鸡蛋。这几位要求住院的患者都是因为九针才避免了住院，避免了过度医疗，粗略统计一下，这一月来，应用九针而节省下的医疗费用，至少 1 万元。

这 1 万元，医保资金要承担大部分，如今医保资金紧张，对住院要求严格，各种办法节省医保资金，资质愚钝的我尚且能做到节省这些资金，那我们 10 个微信群，5000 人，每人 1 万那是多少？随着九针的推广，节省下来的数目也许会是个我们不敢想象的大数字。阴阳九针，利国利民。余师功德无量。还有一方面，我在山区工作，很多老年人都有慢性的腰腿痛，以前这样的病号来诊时，我自己都发愁，一开始就是和西医一样上止痛药，贴膏药，再后来可以用中药来调理，中药外敷、针灸等手段，但疗效总是差强人意，现在碰到这样的病号，可以用九针来治了，方便又效果好。

4. 阴阳九针对我中医思路的影响

因为一直关注任之堂，一直在读任之堂的书，所以，余师公布阴阳九针后，感觉接受起来不是特别困难，理论搞通了，用于实践才会得心应手。我曾把九针比作导弹，脉势就是导弹的制导系统，脉势上越的，就导气下行，脉势下陷的，就导气上行，九针临床中也有疗效不好的，反思时感觉原因可能就出在自己诊脉时心浮气躁了。九针的理论是以道家、中医、全息理论为指导的，中医、全息这个都学过，可惜，学校里是绝对不会教你道家理论的，医院的老师也不会教你，这一个月的学习，真的，感觉作为一名中医医生，绝对有必要了解道家文化了。每一次运用九针的过程，都把它当作一次完整的中医思考过程，这样，才会有更好的疗效，运用阴阳九针与对中医思路、理论的思考，对我来说是互相促进、互相学习的两个方面。

这就是我一个月来的对九针的应用和自己的心路历程，再次感恩余师和各位师兄的无私分享和教导。

山东淄博　周海磊

2016 年 7 月

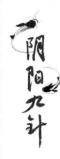

（三）

　　作为一个热爱中医和中医事业从业者，拜访名家是件很开心和荣幸的事情。可惜一直事情繁多，就连这篇总结，都是在安抚好几个咨询孩子病情的家长后，才能静下来写的。

　　我是做中医儿科推拿的，算是有一定功底和临床经验的。在几个月前，接触过广东廖老师的全息针灸疗法和广东空心拍打调理癌症的同仁。对于中医的博大精深，又有了全新的认识。

　　这次非常幸运，能够被选中来参加余老师组织的阴阳九针悟道班，有机会见到余师本尊。进山庄正式学习前，看了任之堂公众号里的阴阳九针的介绍，余师是受足底按摩全息点的启发，而想到了手部全息点。以全息对应点为基础，只论阴阳向背，气机升降（让我想起黄元御的圆圈理论）。学习容易，操作简单，疗效迅速，可以让部分难病易治之。真的是一种很好的适宜推广的医疗技术。特别是，我自己亲身体验过通天彻地针以后，那种体内上焦、中焦到下焦明显打通，而且能明显感到一股热气在往下流通的感觉，让人非常震撼和难忘！以前我自己把脉，总感觉两手寸脉无力，可又想不通为什么，看了余师的脉诊视频后，恍然大悟，原来是中焦不通的原因。自己顺势就又把了脉，感觉寸关尺三脉都比以前有力了，很纳闷，想来想去，就是昨天余师那一针通天彻地把三焦打通的效果！心里一阵欢喜啊！以前还寻思着，用用麻瑞亭的下气汤来调调气机升降的，没想到被这一针给解决了。太震撼了！

　　这次的学习经历，带给我的不仅仅是一门新的诊疗技术。我也被余师的人格魅力感染了，更加坚定了我走中医路的决心！余师免费教，倡议我们免费服务大众，我会谨遵师命！以此针法造福大众！

同时，拇指全息对应点的思路，也对我的儿科推拿的取穴有很大的启发，我在思考，在有些特殊情况的处理上，可否借鉴这种拇指全息对应点的取穴和运用相应的升降补泻的手法。暂不成熟，也不妄论。实践有效之后，再做思考！

总之，这次的收获超乎我的想象，确有听君一席，胜读十年之感！

接下来要做的，就是静心，修心。学习，掌握，实践，思考，求教，再思考，再实践……精益求精！

期待以后还有机会向余师学习，求教一二。

邓方舒

2016 年 7 月

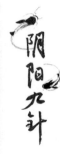

（四）

　　用九针，必大爱，唯行善，方显效。为求财，非师愿，再用功，无精进。勤洗面，常修心，儒释道，大道同。九针迷，群力盛，传爱心，生欢喜。辨阴阳，升或降；男阳左，女阴右。名九针，意一针，通与调，气血行。调阴阳，通经络，拇指主，病穴配。常清净，道亦近，心有真，手无针。扶老幼，帮亲友，尽孝心，皆师道。

　　第一针，通天地，针深长，主冲脉，阳下行；上焦热，心肺脑，闷烦胀，五官痛。

　　第二针，龙在天，皮下走，主督脉，生清阳；气无力，机能弱，昏鸣忘，腰颈痛。

　　第三针，龙入海，双针下，膀胱经，收阳气；水湿重，筋骨硬，扶肾气，风湿痹。

　　第四针，亢有悔，针灌顶，任督交，阳入阴；肝阳亢，要中风，风热邪，牙头痛。

　　第五针，天人合，通天半，任冲脉，上中调；闷与烦，顺气机，心肺舒，脾胃调。

　　第六针，通人和，疏中焦，冲脉深，任脉浅；中焦满，脾胃胀，二掌骨，中间刺。

　　第七针，春风扶，细轻柔，接力针，主肝胆；胆结石，脂肪肝，两胁痛，解抑郁。

　　第八针，秋风扫，双侧针，息肝风，平肝阳；小儿惊，思虑过，肝阳亢，上焦烦。

　　第九针，升明月，会阴针，主少腹，除阴邪；小腹胀，下焦寒，男女科，髋关节。

湖北　陈操

2016 年 7 月